产后第 *5~6* 天

下半身运动

❶ 仰卧，双膝弯曲，脚心平放在床上。❷ 双膝抬起慢慢地靠近肚子，然后恢复原状。不要屏住呼吸。每次做 10 下，每日早、晚各做 1 次。

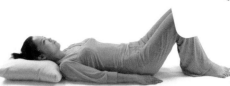

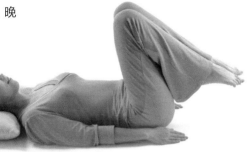

按摩胳膊运动

从上到下揉搓胳膊。左右交替进行。每组左右各做 10 下，可随时做。

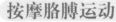
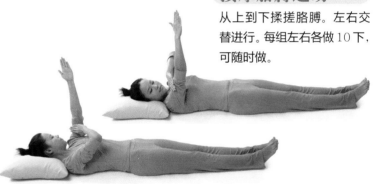

扭动骨盆运动

❶ 仰卧，双膝弯曲，脚心平放在床上，手掌平放在两侧。❷ 双腿并拢向左侧倾斜，呼吸一次，再向右侧倾斜。每组左右各做 5 下，每日早、晚各做 1 组。

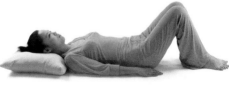
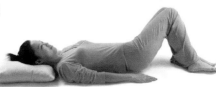

只脚稍抬起，，然后换脚。坚持 1~2 秒，。每组左右做 1 组。

产后恢复操

《孕产妈妈保健全书》赠品

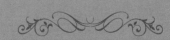
江苏科学技术出版社 | 凤凰汉竹

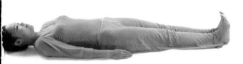

运动

腿并拢, 脚
□向翘。坚持
□复原状, 再
□前伸, 绷紧
□盖盖不要弯

□脚尖绷紧前伸, 左脚脚尖上翘。右脚脚尖上翘,
□紧前伸。交替各做 10 下。每日早、中、晚各

 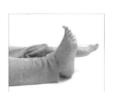

运动

双腿自然伸直, 一只手放在肚子上, 另一只
□弯边。❷ 抬起头来, 到眼睛能看到肚子上的手,
□起来的时候, 稍微停顿一下, 整个运动的过
□呼吸。每日可做数次, 每次每只手各做 5 下。

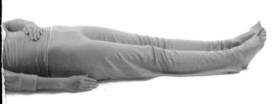

腹肌运动

❶ 仰卧, 双腿并拢, 双手放于背下, 在后背和床垫之间留出缝隙。

❷ 慢慢地像绷紧肌肉似地用力, 不要屏住呼吸。绷紧的时候, 双手感觉到后背和床垫的缝隙变大。每日可做数次, 每次 5 下。

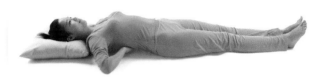

手部运动

手腕不要用力, 整个手上下晃动。这个运动也没有姿势上的特殊要求, 随时随地都可以做。每日做数次, 每次 10 下即可。

脚部运动

❶ 仰卧, 双腿并拢。❷ 一□
轻轻地敲另一只脚 2~3 次□
❸ 再绷紧脚部向前伸, 当□
再慢慢地放松, 恢复原状□
各做 5 下, 每日早、晚各做□

倾斜骨盆运动

❶ 仰卧, 双腿并拢, 双手放在腰部。❷ 保持双膝伸直, 右腰挺起牵动左腰。坚持 1~2 秒。❸ 再做左腰挺起牵动右腰。转动的时候双手随着转动, 不要用力掐腰。每组左右各做 5 下, 每日早、晚各做 1 组。

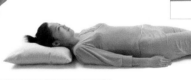

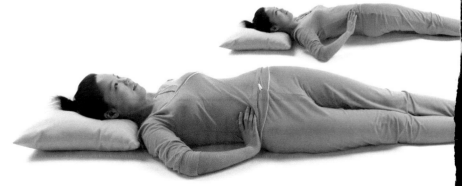

产后第 1 天

胸式呼吸

① 体放松，用比较舒服的姿势仰卧平躺在床上。② 膝盖弯曲，脚心向下。双手轻轻地放在胸口。③ 慢慢地做深呼吸。随着胸部的起伏，吸气的时候双手自然离开，呼气的时候还原。每隔 2~3 小时做 5~6 次。

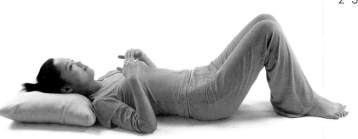

脚部运动

① 仰卧、平躺，双手放在身体两侧，腿伸直，后脚跟着地，两脚脚尖向内侧倾斜，重叠在一起。② 双脚保持合在一起的姿势，脚尖向头部方向翘，膝盖要尽可能保持不动。每日早、中、晚各做 1 次，每次 10 下。

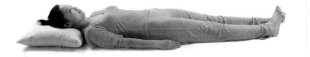

产后第 2 天

腹式呼吸

① 体放松，仰卧平躺在床上。膝盖弯曲，脚心向下。② 双手轻轻地放在肚子上，做深呼吸。呼吸的时候，手很放松地放在肚子上，以肚子感觉到手的自然重量为宜。③ 吸气让肚子鼓起来，屏住呼吸一会儿，再慢慢地呼气，使肚子瘪下去。每隔 2~3 小时做 5~6 次。

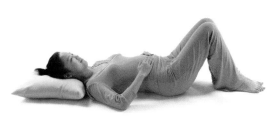

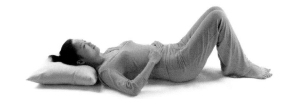

手指运动

伸直手臂，握拳。把手张开，五指尽量外张。每日做 10 次，每次 20 下左右。

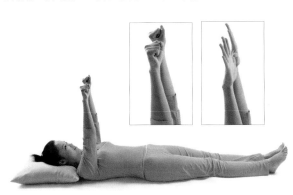

脚部运动

① 仰卧，尖向头部2 秒左右绷紧用力腿部肌肉曲。② 右腿左脚脚尖做 1 组。

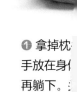

抬头运

① 拿掉枕手放在身再躺下。程中不要

汉竹●亲亲乐读系列

孕产妈妈保健全书

刘志茹 主编

汉 竹 编著

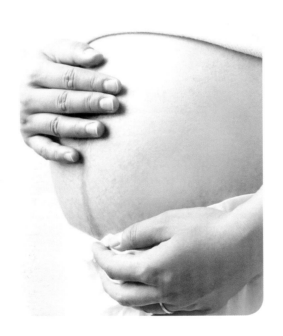

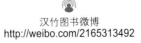

汉竹图书微博
http://weibo.com/2165313492

读者热线
400-010-8811

江苏科学技术出版社 | 凤凰汉竹

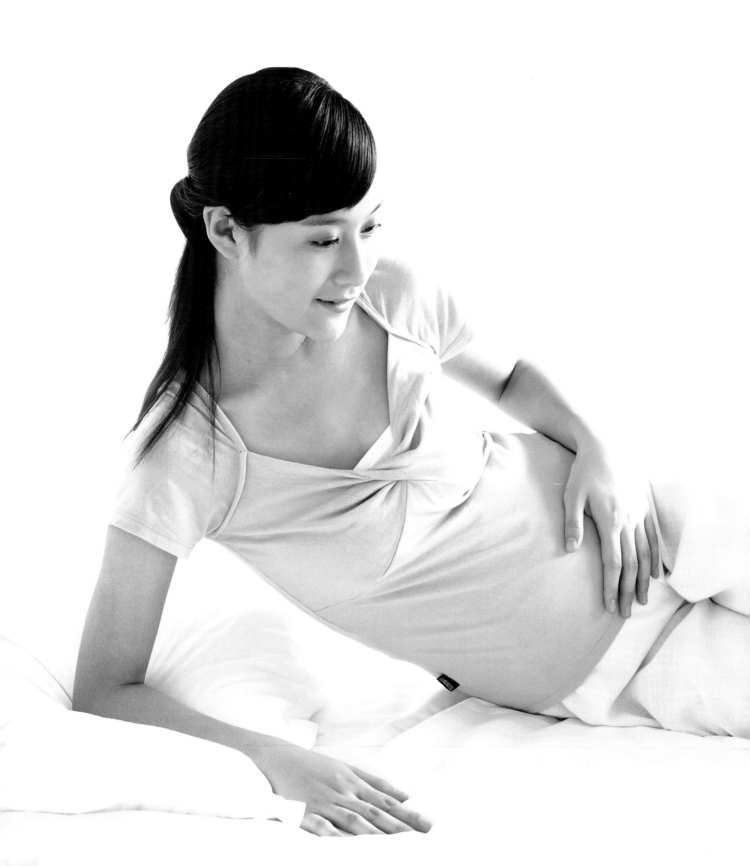

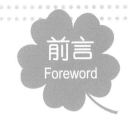

从现在开始，你将经历生命中最大的变化——孕育一个新生命！是挑战还是奇遇，是欣喜还是困惑？无论哪一种，你一定希望自己有备而来，做一个掌握正确孕育知识的全面手吧？

《孕产妈妈保健全书》集妇产科权威专家刘志茹20余年临床经验，跟踪近百位孕妈妈和新妈妈的亲身经历，历时28个月编写而成，是中国人自己的权威、科学、简单、实用的孕产指导书籍，更是中国家庭孕育宝宝的最佳选择！

本书以时间为线索，详细介绍了从孕前准备到10月怀胎，到最中国化的"坐月子"这段时间，年轻的孕妈妈、准爸爸们普遍关心的各种问题：胎宝宝长什么样子，孕妈妈需面对哪些问题，准爸爸该做什么，孕期检查都有哪些，孕期不适如何调理，孕期营养怎么把握，胎教如何进行，分娩和月子需注意哪些问题……

我们提供了大量科学翔实、操作性强的信息，在追求文字简练、内容丰富的同时，配有精美实用的图片，让即将为人父、为人母的准爸爸孕妈妈免除烦冗的阅读，在视觉享受的同时获取健康的孕育理念，轻松度过这段人生历程中最不寻常的幸福时光。

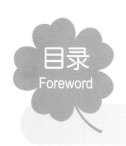

孕前准备

1 个月

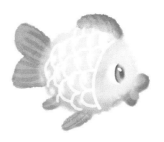

2 个月

3 个月

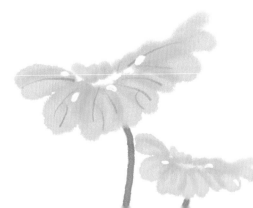

4 个月

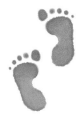

5 个月

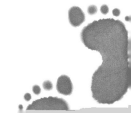

6 个月

7 个月

8 个月

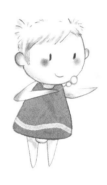

9 个月

10 个月

安定身心"坐月子"

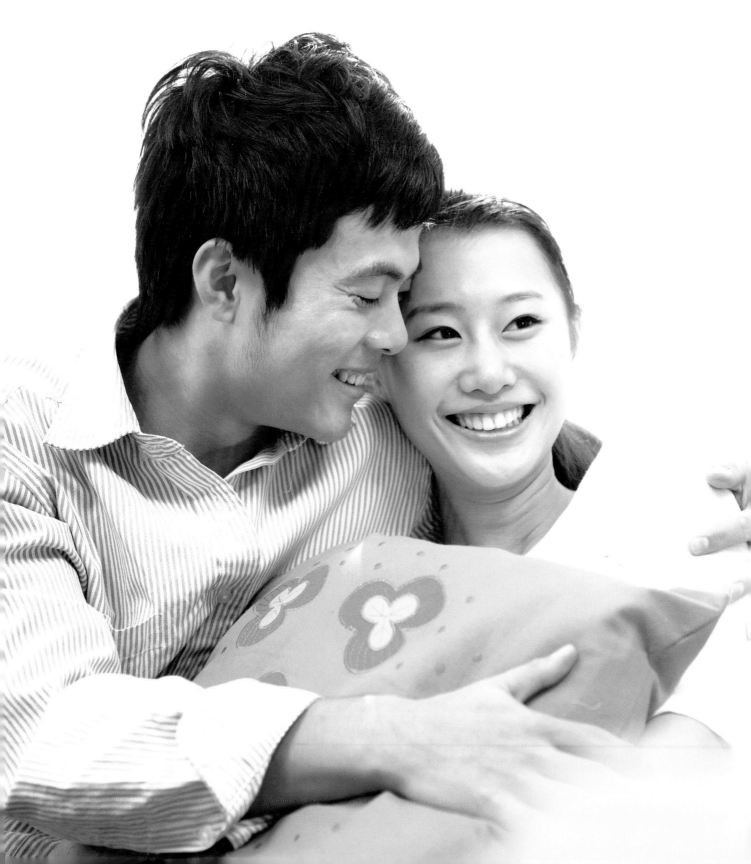

孕前准备

　　孕育新生命有的不仅仅是亲情和快乐，更多的将是责任和付出。不仅思想上要做好为人父母的准备，经济上也要做好充分的准备。而且，为了生一个健康聪明的宝宝，还要从各个生活细节上着手准备，这将是你一生中最大的事件、最大的成就。你准备好了吗?

猜一猜，宝宝长大会像谁

遗传概率	遗传因素	特征表现
绝对遗传	肤色	它总是遵循父母"中和"色的自然法则。若父母一方白、一方黑，那么，在胚胎时"平均"后，大部分会给子女一个不白不黑的"中性"肤色，但也有更偏向一方的情况发生
	眼睛	大眼睛相对小眼睛、双眼皮相对单眼皮、长睫毛相对短睫毛，均是显性遗传。眼球的黑色等深颜色相对浅颜色是显性遗传，宝宝眼睛的颜色会偏向深色的一方
	下巴	是不容"商量"的显性遗传，"像"得让你无可奈何。如果父母任何一方有突出的大下巴，那么子女们常毫无例外地长着酷似的下巴。此外，大耳垂、酒窝等特征也是显性遗传
半数遗传	身高	决定身高的因素 35％来自爸爸，35％来自妈妈，其余 30％则与营养和运动有关。假如父母双方个头不高，那么他们子女的身高也不会乐观
	胖瘦	父母肥胖，他们的子女有 53％的机会成为大胖子，如果只是一方肥胖，那么子女患肥胖的概率便下降 40％。也就是说，胖与不胖，大约有一半是人为的因素决定的
	寿命	长寿不仅涉及多基因遗传，还受到饮食、运动和环境等因素影响。长寿的遗传特征有两点：一是可多代连续长寿，也可隔代长寿，或只是两代长寿；二是呈现母系遗传优势
	性格	一半来自遗传，一半来自后天。如果从父母一方获得的遗传物质可确定子女的身体特征，那它也会影响他们性格的某些方面。当然，除了遗传物质，环境对个性的发展也起着极其重要的作用
少数遗传	少白头	属于概率较低的隐性遗传，因此不必过分担心父母的少白头会在孩子头顶上如法炮制
先天遗传后天可塑	声音	通常男孩声音的大小、粗细像父亲，女孩像母亲。但是，这种由父母生理解剖结构的遗传所影响的音质如果不美，多数可以通过后天的发音训练而改变
	腿形	酷似父母的那双脂肪堆积的腿，完全可以通过充分的健美运动而塑造为修长健壮的腿。不过，如果双腿因遗传而显得过长或太短时，就无法再塑，只有听任自然了
传男不传女	秃头	只传给男子。比如父亲是秃头，遗传给儿子的概率有 50％，就连母亲的父亲，也会有 25％的概率将自己秃头的基因遗传给外孙。这种传男不传女的性别遗传倾向，让男士们无可奈何
	血友病	典型的伴性遗传，只有男孩会患病，女性基因携带者会把致病基因传给后代，其中男性后代半数可能患病。患病的男性通常会在成年之前死亡，而不会将基因继续传递下去

遗传概率	遗传因素	特征表现
母女相传	乳腺癌	家族遗传患病率比常人高 7~8 倍。乳腺癌是一个具有明显遗传特征的疾病，如果一个家族中不止一人患有乳腺癌，就应当怀疑是否为遗传性乳腺癌
	抑郁症	一个女人有 10%的可能性会从母亲那里遗传患上情绪不稳定的疾病
	超重	女性的体重和母亲体重、体形的关系较之父亲更为紧密，肥胖者的体重遗传因素占 25%~40%
	骨质疏松	母亲患有骨质疏松疾病，女儿骨质疏松的发病率会很高，所以她们也更有可能骨折、驼背、臀部断裂等

这些特点也遗传

好斗	有研究发现，反社会型人格特征，如好斗、爱争吵、说谎、欺凌弱小等可能是基因决定的，有这样基因的孩子，即使被他人收养，也会有不好的行为，并且一代代传下去
表情	人的面部表情更多源于基因而不是模仿，每个家庭都有特定的表情习惯，如生气时咬嘴唇，消极的表情比积极的表情更容易遗传
害羞	父母积极的培育和主流文化的影响，是决定孩子是否成为害羞者的两个主要因素，但还有一个重要的第三因素：有迹象表明，害羞部分是由遗传带来的
爱吃肉	英国癌症研究中心的科学家发现，孩子喜欢吃大鱼大肉的饮食习惯是从父母那里遗传的，但吃蔬菜和甜点的习惯则是后天培养的
酒瘾	男士酗酒不但影响自身健康，还有可能把酒瘾传给下一代。因为丈夫如果大量喝酒，妻子怀孕后生下的孩子可能就是"婴儿酒精综合征"患者。这样的孩子爱哭闹、智力弱，长大后也易酒精成瘾
双胞胎	同一家族中往往会一次又一次地出现双胞胎。这种女人体内会携带一种基因，使她在排卵期产生的卵细胞加倍。虽然男人携带这种基因可能不会让他生出双胞胎，但他却可以把它遗传给女儿
左撇子	具有家族遗传性，在双亲都是左撇子的家庭中，子女是左撇子的概率是 50%。更有趣的是，95%的右撇子头发的"头旋"都是顺时针方向旋转的，而左撇子和左右手都很灵活的人，"头旋"顺时针和逆时针旋转的各占一半

什么时候要宝宝最合适

要健康宝宝，不要错过最佳生育年龄

什么时候要宝宝最好呢？最佳答案：只要宝宝能健康，什么时候都好。

按照人体正常的生理成熟水平，男性的最佳生育年龄：20~40岁；女性的最佳生育年龄：20~35岁。20~35岁的女性发育完全成熟，卵子质量高，若怀胎生育，分娩危险小，胎儿生长发育好，早产、畸形儿和痴呆儿的发生率最低。

女性若过早（20岁以下）怀孕生育，胎儿与发育中的母亲争夺营养，对母亲健康和胎儿发育都不好。

养育孩子需要体力，年龄一大，怀孕、分娩就与年轻时不一样了。所以，准备过二人世界，还是有一个比玩具熊可爱却要细心呵护的宝宝，这个问题在结婚时你就必须认真考虑。

☎ 专家经验谈

在夫妻双方身体条件允许的情况下，再考虑生育宝宝。因为孕育生命就意味着对他负起责任，给予他一个健康的身体和必需的生活环境。

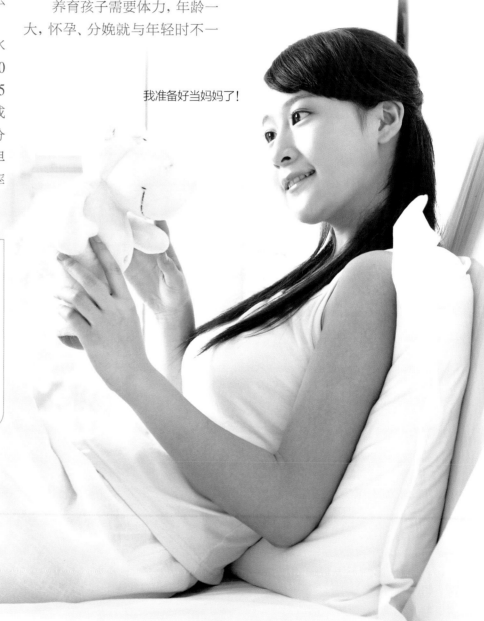

我准备好当妈妈了！

对于女性而言，不同的年龄段生育，有着不同的优势和劣势。

20~30 岁生育	30~40 岁生育	40 多岁生育
1. 流产的概率小 2. 有关母婴健康的顾虑少，比如母亲患妊娠综合征的概率较小，宝宝畸形率低，先天痴呆的概率也低 3. 精力充沛，全天护理宝宝的能力比较强 4. 宝宝长大一点后再出去工作，职业选择的范围也比较宽，不必过多考虑年龄的问题	1. 产后身体恢复与 20 多岁没有多少差别 2. 夫妻关系更趋于稳定，有利于共同抚育宝宝 3. 工作稳定，有些成就，比较容易得到完全的产后福利 4. 经济上比较宽裕，支付得起高品质的育儿费用	1. 一般是多年企盼的结果，能稳定地给予宝宝足够的爱心和耐心 2. 妈妈这时候因年长而见多识广，而且多半在生活中耳濡目染，有带宝宝的经验 3. 年纪大一点的女人无论是经济上还是心理上都比较成熟，夫妻关系也比较稳定 4. 很多女人在 40 多岁时已经完成了职业上的心愿，不会认为宝宝是事业的障碍
★可能的劣势	★生理上出现劣势	★生理上劣势明显而且难以弥补
1. 工龄太短，享受不到产后福利 2. 财富积累少，经济实力相对弱一些	1. 35 岁以后早产情况较多，容易发生高血压、妊娠糖尿病和其他并发症 2. 畸形儿生育率较高 3. 35 岁以上生育能力急剧下降，流产率升高	1. 流产概率高，不孕的风险也会加大 2. 遗传缺陷的概率更高 3. 日后可能和宝宝有代沟，无法和宝宝心心相通

孕前准备

孕早期（1~3个月）

孕中期（4~7个月）

孕晚期（8~10个月）

和你的另一半做个商量

想要宝宝，并不是女人一个人的事情！在"生"和"育"两方面，男人都负有重要责任。

第一，准爸爸必须身体健康。健康宝宝来源于一个健康的精子和一个健康的卵子，所以绝对不能忽视准爸爸的健康。

第二，准爸爸需要坚强的心理素质。从妻子怀孕起，这个看不见的小不点就将成为你一生的牵挂，需要持续不断地付出时间、精力、关爱，没有恒心、耐心、爱心和坚忍是完不成这个光荣任务的。

第三，养个宝宝花销很大。妻子在怀孕前后的两年左右收入会受影响，小宝宝吃喝拉撒一天也离不开钱。一个人肩负着养三个人的重任，这就是当爸爸的代价，也是当爸爸的荣耀。

要保护精子，不要不良习惯

准爸爸如何保护精子，提高精子活力呢？是不是需要很漫长、很复杂的程序？不是这样的。精子成长只需1周时间，只要开始改变不良的生活习惯，逐渐建立好习惯，就能比较有效地提高精子的质量和数量。

1.保持适当的运动。运动不仅可以保持健康，还是有效的减压方式。压力大的男性可以考虑每天运动30~45分钟，以增强精子活力。

2.注重肾的养护。除了保持良好的作息习惯外，调整饮食结构也很重要。

3.规律的高品质的性生活。有规律的性生活，可保证精子的产生和活力。一旦过频，则容易耗损肾精，导致精子质量下降。

4.戒烟戒酒，避免环境污染。

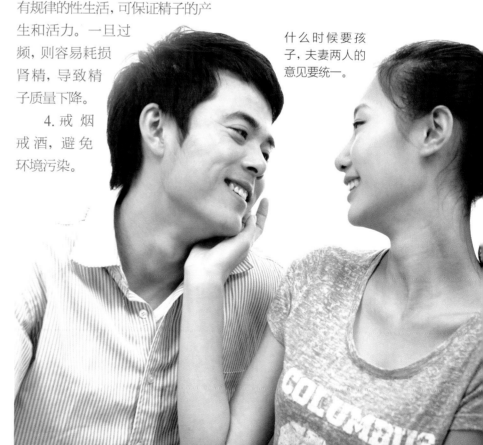

什么时候要孩子，夫妻两人的意见要统一。

有足够的钱吗

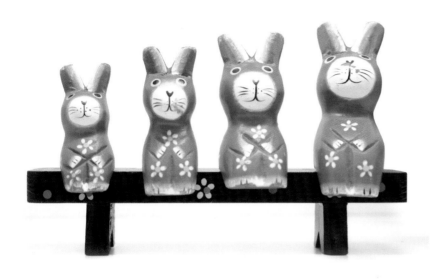

孕期

孕妈妈孕期增加的营养品：孕妇奶粉，核桃、榛子等坚果，钙片，2000元。

孕期保健和育儿书籍：300元。

孕妈妈用品：孕妇专用的各种日用品、住院用品、防妊娠纹药品等，1500元。

孕妇装：防辐射服、内衣、裙子、孕妇睡衣、孕妇裤、平底鞋等，2000元。

去医院的交通费：1000元。

产前检查：3300元（常规检查，包括唐筛和三维彩超一次）。

住院分娩费：4000元（顺产）。

合计：约15000元。

分娩费用

顺产所需的费用一般在1500~4000元，如果采用无痛分娩或者非普通分娩方式，费用会增加。如果选择贵宾病房或特需病房，3天的费用可能会再增加1500~2000元。

剖宫产一般要花费5000~7000元。

宝宝0~3岁的开销

衣物和生活用品：四季衣服、被褥两套、包被、睡袋、尿不湿、毛巾、洗浴用品、澡盆、小床、小车、奶瓶等，12500元。

育儿参考书：加上光盘、磁带等，1500元。

奶粉和辅食：(按母乳喂养6个月，之后喝配方奶计) 每天约25元，3年27000元；辅食从4个月开始加，5元/天，4800元。

医疗及免疫：平均100元/月，3年3600元。

营养补充剂：鱼肝油、钙之类，3~5元/天，3年约5000元。

保姆费：3000元/月，3年108000元。

宝宝其他用品：清洗用品、玩具，100元/月，3年3600元。

(以上所有金额，均仅供参考)

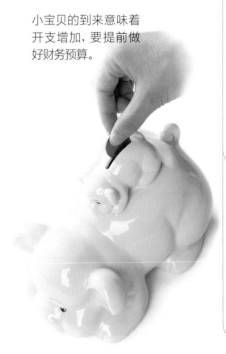

小宝贝的到来意味着开支增加，要提前做好财务预算。

孕前准备有哪些

男性检查项目

检查项目：精液检查

检查内容：检查精液量、颜色、黏稠度、液化情况、pH 值及精子密度、活动率、形态等。

检查目的：提前预知精液是否有活力或是否少精、弱精。

检查方法：提取男性精液做检查。

男女都要查的项目

项目 1：ABO 溶血

检查内容：包括血型和 RH 血型鉴定。

检查目的：判断是否会发生新生儿溶血症。

检查方法：静脉抽血。

备注：有不明原因的流产史的夫妻需要检查。

项目 2：染色体检查

检查内容：检查遗传性疾病。

检查目的：减少由染色体异常而导致的缺陷儿的出生。

检查方法：静脉抽血。

备注：有遗传病家族史的男性或女性、有习惯性流产史的女性需要检查。其他人则无须检查。

对于检查出来的问题，应该在医生的帮助下积极治疗，千万不可带病生育。

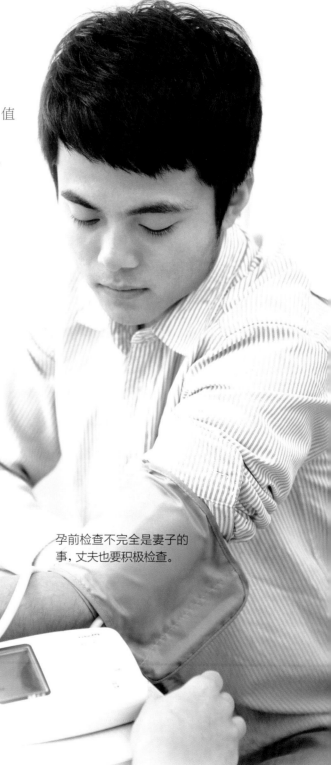

孕前检查不完全是妻子的事，丈夫也要积极检查。

专家经验谈

男性要认真对待检查结果：如果精子活力不够，则要从营养上进行调理补充；如果出现少精症，则要戒除不良生活习惯，如不抽烟不酗酒，不穿过紧的内裤，保证充分的休息和睡眠等；如果是无精症，则要分析原因，决定是否采用辅助生殖技术。

女性检查项目

检查项目	检查内容	检查目的	检查方法	检查对象	检查时间
生殖系统	通过白带常规筛查滴虫、霉菌、支原体感染、衣原体感染、阴道炎症，以及淋病、梅毒等性传播性疾病	是否有妇科疾病，如患有性传播疾病，最好先彻底治疗，然后再怀孕，否则会引起流产、早产等危险	普通的阴道分泌物检查	所有育龄女性	孕前任何时间
脱畸全套	风疹、弓形虫、巨细胞病毒和单纯疱疹病毒4项	是否感染上病毒及弓形体，一旦感染，特别是妊娠前3个月，会引起流产和胎宝宝畸形	静脉抽血	所有育龄女性	孕前3个月
肝功能	肝功能检查目前有大小功能两种，大肝功能除了乙肝全套外，还包括血糖、胆汁酸等项目	如果母亲是肝炎患者，怀孕后会造成胎宝宝早产等后果，肝炎病毒还可直接传播给孩子	静脉抽血	所有育龄女性	孕前3个月
尿常规	尿色、酸碱度、蛋白质细胞、比重、管型、尿糖定性	有助于肾脏疾患的早期诊断，10个月的孕期对母亲的肾脏系统是一个巨大的考验，身体的代谢增加，会使肾脏的负担加重	尿液	所有育龄女性	孕前3个月
口腔检查	如果牙齿没有其他问题，只需洁牙就可以了，如果牙齿损坏严重，就必须拔牙	如果孕期牙齿痛，考虑到用药对胎宝宝的影响，治疗很棘手，受苦的是孕妈妈和胎宝宝	牙科检查	育龄女性根据需要进行检查	孕前6个月
妇科内分泌	包括卵泡促激素、黄体酮生成激素等	月经不调等卵巢疾病的诊断	静脉抽血	月经不调、不孕女性	孕前
染色体异常	检查遗传性疾病	避免婴儿发生遗传性疾病	静脉抽血	有遗传病家族史的育龄夫妇	孕前3个月
血常规	血色素、白细胞、血小板	排除血液问题及贫血、感染	静脉抽血	所有育龄妇女	孕前
心电图	心脏情况	排除先天性心脏病等	心电图	所有育龄妇女	孕前

要全面自检，不要立刻孕检

即使你们一致同意近期要个孩子，并为此仔细地重新进行了事业规划，调整了经济支出比例，也不必立刻就去医院做孕检。此时的你们不妨先做一个全面自检。

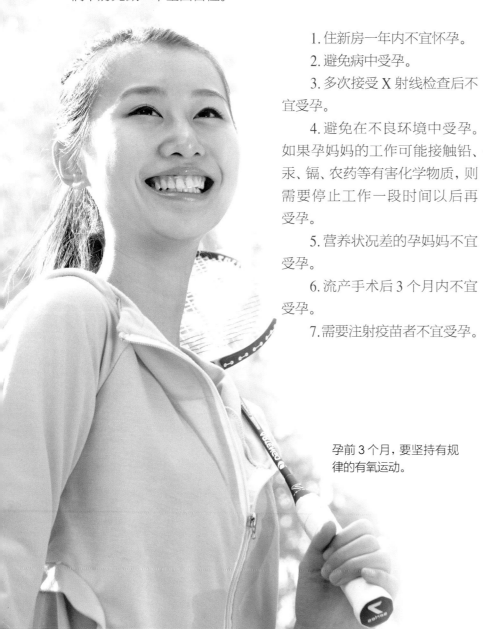

孕前 3 个月，要坚持有规律的有氧运动。

1. 住新房一年内不宜怀孕。

2. 避免病中受孕。

3. 多次接受 X 射线检查后不宜受孕。

4. 避免在不良环境中受孕。如果孕妈妈的工作可能接触铅、汞、镉、农药等有害化学物质，则需要停止工作一段时间以后再受孕。

5. 营养状况差的孕妈妈不宜受孕。

6. 流产手术后 3 个月内不宜受孕。

7. 需要注射疫苗者不宜受孕。

 专家经验谈

有以下情况之一者需要暂缓受孕：

女方有心、肝、肾、肺、血液等慢性疾病，尤其是在这些器官的功能不正常的情况下不宜受孕。

一方患有急性传染病时不宜受孕。患有急性病毒性感染，如流感、风疹、传染性肝炎、病毒性脑炎等，易造成胎儿畸形，要在治愈后方可受孕。

梅毒、淋病等性病未治愈时，应暂缓怀孕，并积极到正规医院进行治疗，治愈后再考虑怀孕。

女方长期服用某种药物时不宜受孕。受孕前找妇产科医生咨询，确认所服药物对胚胎无害才能受孕，或者停药一段时间后再怀孕。

以最好的状态迎接小宝贝

要营养储备，不要营养缺失

妈妈怀上宝宝之前的几个月以及怀孕期间，是决定宝宝一生健康与否最为关键的时期，孕妈妈吃进去的食物，转眼就转化成宝宝机体的各项器官。所以，作为决定这些食物的妈妈，我们有责任、有必要去悉心研究食物，料理饮食。

孕妈妈的营养储备

许多营养素可以在我们的体内储存很长时间，这就为孕妈妈们提前摄取营养、为孕期做准备创造了条件。

铁

铁是人体生成红细胞的主要物质之一，缺铁会导致胎宝宝宫内缺氧，生长发育迟缓，出生后出现智力发育障碍。

钙

钙摄入不足，会直接影响怀孕后妈妈的身体与宝宝的发育。在孕期，孕妈妈体内的钙质就会转移到胎宝宝身上，钙缺乏影响胎宝宝乳牙、恒牙的钙化和骨骼的发育，出生后使孩子早早地出现佝偻症；也会导致孕妈妈出现小腿抽筋、疲乏、倦怠，产后出现骨软化、牙齿疏松和牙齿脱落等现象。

其他微量元素及维生素

微量元素及维生素在生命活动过程中起着转运物质和交换能量的作用。它是整个孕期孕妈妈时刻都要注意补充的营养素，对胎宝宝及我们自身都至关重要。想拥有光滑、富有弹性的皮肤，减少妊娠对皮肤拉抻的损害，就要增加这些营养素的摄入。此外，孕妈妈后期的顺利分娩也有赖于这些营养素。

营养素	富含食物
铁	绿豆中含有相当多的铁，蔬菜中芹菜的铁含量也相当高，动物血、肝脏、瘦肉、木耳、黄豆、黑豆、海带等食物中的铁含量也相当丰富
钙	海带、海参、牡蛎、黄豆、腐竹、奶制品、木耳、鱼、虾

专家经验谈

孕妈妈提前进行营养的储备有着积极的意义：一方面可以满足胎宝宝短时间内发生的营养需求量的增加；另一方面可以在孕早期发生呕吐不能进食时，动用储备而不会影响胎宝宝的成长。

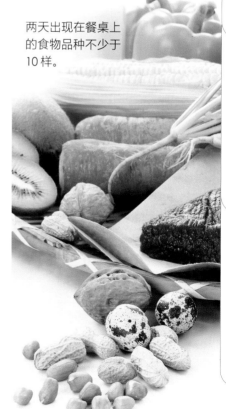

两天出现在餐桌上的食物品种不少于10样。

孕前准备

孕早期（1~3个月）

孕中期（4~7个月）

孕晚期（8~10个月）

准爸爸的营养重点

维生素 A

它是生成雄性激素所必需的物质。

维生素 C

补充维生素 C, 可以增加精子数量和精子活力。

维生素 E

又称生育酚, 如果维生素 E 和必需的脂肪有所缺乏, 会造成生殖细胞的损坏, 从而导致不孕症的发生。

锌可提高精子活力, 牡蛎含锌量很高。

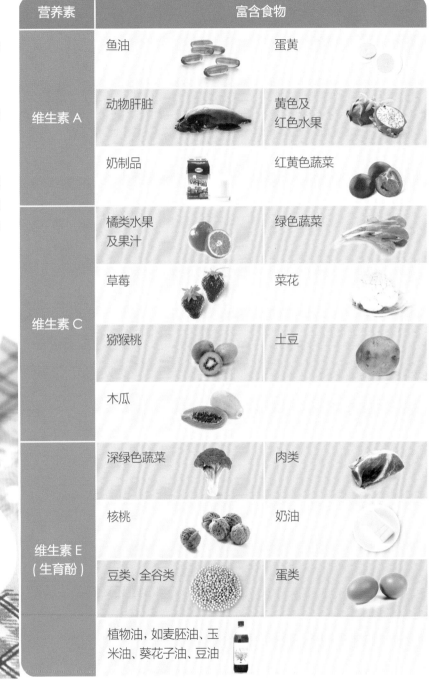

营养素	富含食物	
维生素 A	鱼油	蛋黄
	动物肝脏	黄色及红色水果
	奶制品	红黄色蔬菜
维生素 C	橘类水果及果汁	绿色蔬菜
	草莓	菜花
	猕猴桃	土豆
	木瓜	
维生素 E (生育酚)	深绿色蔬菜	肉类
	核桃	奶油
	豆类、全谷类	蛋类
	植物油, 如麦胚油、玉米油、葵花子油、豆油	

要健康受孕，不要致畸因素

这时，很多平日里不忌讳的东西，可能会成为妨碍健康受孕的"隐形杀手"，因此要格外注意生活细节，远离各种潜在的、可能的致畸因素。

1.远离烟酒和其他有毒物品，如农药、麻醉剂、铅、汞、镉等，还要避免照射 X 光等放射性物质。

2.远离电磁污染。听音响、看电视时要保持一定的距离。尽量少用电脑、微波炉、手机等。

3.不要睡电热毯，因为它能产生电磁波，对孕妈妈和胎宝宝均有危害。

4.洗衣服特别是内衣要用肥皂，不宜用洗衣粉；洗碗要选用不含有害物质的洗洁精。

5.孕妈妈在切完生肉后一定要把手洗干净。炒菜、吃涮羊肉时一定要让肉熟透，以防生肉中的弓形体原虫感染胎宝宝。

6.避免喝咖啡、浓茶及各种碳酸饮料，孕妈妈的理想饮料是白开水。

7.避免高糖食物。高糖食物会令身体超重，诱发孕期糖尿病，影响孕妈妈口腔健康，所以孕妈妈不要吃糖，尤其是午休和晚上睡觉前。

8.远离"污染"食物。一些含有添加剂和防腐剂、色素、香精、调味剂的食物可能导致畸胎和流产。

9.远离腌制食物。这类食品虽然美味，但内含亚硝酸盐、苯并芘等，长期食用会导致胚胎畸形。

10.在计划怀孕期内需要自行服药的女性，应避免服用药物标识上有"孕妇忌服"字样的药物。此外，激素、某些抗生素、止吐药、抗癌药、安眠药等也要尽量远离。

专家经验谈

含咖啡因的饮料和食物会影响胎宝宝大脑、心脏、肝脏等器官的发育，此外，咖啡也会抑制精子的活跃度。因此，打算要宝宝的夫妻们尽量不要喝咖啡。

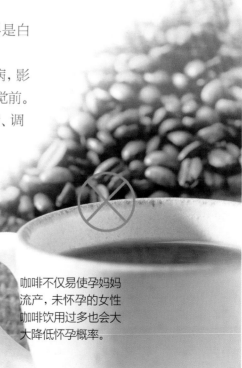

咖啡不仅易使孕妈妈流产，未怀孕的女性咖啡饮用过多也会大大降低怀孕概率。

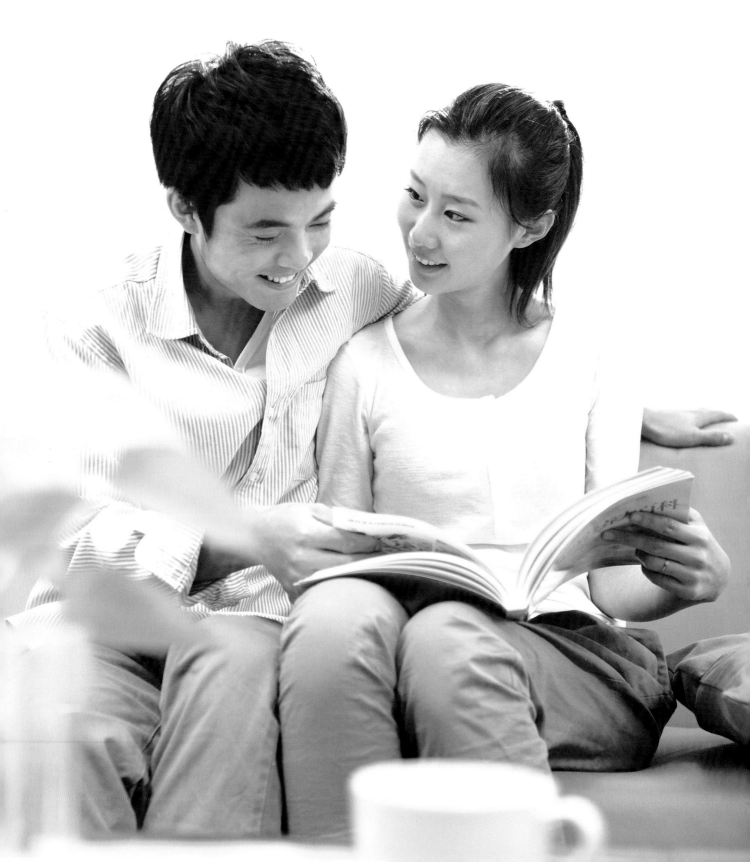

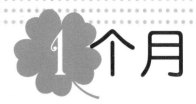

1个月

宝宝真正在妈妈的身体里落户，可能是本月第二三周才发生的事，但是大部分妈妈都是事后才认识到这一点的。那么，在妈妈还没有注意的这段时间，宝宝经历了一些什么呢？

宝宝是从一个受精的卵细胞开始发育的。最初的发育遵循生物界最原始的增殖方式，一个变成两个，两个变成四个。约4天左右，分裂成细胞团。之后，团状受精卵沿着输卵管到达子宫。这个阶段，胎宝宝将从无到有，以惊人的速度成长。为了保证胎宝宝的健康成长，吃喝拉撒睡都得注意，孕妈妈可一点也不能马虎哟！

准爸爸课堂：从现在起做负责任的爸爸

戒掉不良习惯

就要晋升为爸爸，不仅要负起更多的责任，有一些不良习惯也必须改变，一切以母子的健康为中心。

尽量不吸烟

无论在妻子怀孕前还是怀孕后，准爸爸都不应该吸烟，如果准爸爸难以做到，可以使用一些戒烟用品。

远离辐射

在这个特殊时期，家里的电脑、电视、微波炉、手机等辐射物品，一定都尽量少使用，适当改变一下原来的生活方式，对未来的宝宝来说是很大的安全保障。

不要频繁外出应酬

在怀孕期间，孕妈妈会较平时更为敏感和小心眼，太过频繁地外出应酬会让她坐立不安，并开始胡思乱想。而且孕妈妈在孕期常会有一些突发事件，最好有人能陪在身边。

保持个人卫生

怀孕初期，孕妈妈对气味尤其敏感，准爸爸务必更加严格地搞好自己的个人卫生，免得不小心带着什么气味（汗臭、脚臭、口臭、烟味、酒味、灰尘味等），导致孕妈妈不舒服甚至呕吐。

不能再当"甩手掌柜"

在怀孕初期，孕妈妈很容易心绪不稳、感到疲惫，并且食欲不振、体质下降。此外，孕妈妈过度劳累还可导致流产和早产。此时，准爸爸要改变"衣来伸手、饭来张口"的习惯，担负起力所能及的家务劳动，给孕妈妈更多的时间休息。

一起学习孕产知识

作为准爸爸，将来要面对增加一个新成员带来的家庭巨变，没有适当的准备是不行的，了解这个孕育过程，了解将来的宝宝会有什么样的需求，也是准爸爸的必修课。和孕妈妈一起学习孕产知识，一起武装起来，迎接小宝宝吧。

孕期全程日程表及其注意事项

	月数	周数	天数	妊娠征象	注意事项
孕早期	1	1	0~7	没感到妊娠的自觉症状 胎儿的器官开始形成	妊娠 13 周以前应避免 X 线照射或 服药，预防风疹
		2	8~14		
		3	15~21		
		4	22~28		
	2	5	29~35	月经如推迟两周左右仍未来，则可 能是妊娠，开始出现妊娠反应 接受初诊（检查尿绒毛膜促性腺激 素，35~55 日为高潮）	基础体温仍处于高温状态 乳头和乳晕变黑，乳房发胀 尿频 有犯困、烦躁等症状
		6	36~42		
		7	43~49		
		8	50~56		
	3	9	57~63	用超声波多普勒法可听到胎心音 妊娠反应最难受的时期 乳头、外阴部的色素沉着明显 分泌物增多，要注意清洁卫生	是容易流产的时期，要格外注意 避免或控制性生活 开始练习孕妇体操 职业女性要早些向上级报告
		10	64~70		
		11	71~77		
		12	78~84		
孕中期	4	13	85~91	胎盘完全形成，流产的危险性减少 妊娠反应平息，舒服多了	食欲旺盛，要注意饮食营养的均衡 适度地运动，保持体力
		14	92~98		
		15	99~105		
		16	106~112		
	5	17	113~119	进入稳定期 开始感觉胎动	开始缠腹带 开始对乳头保养和矫正
		18	120~126		
		19	127~133		
		20	134~140		

	月数	周数	天数	妊娠征象	注意事项
孕中期	6	21	141~147	有必要穿着孕妇专用的服装 大部分人能感觉到胎动 体重明显增加 如有必要，可以进行蛀牙的治疗	不得不去的外出旅行可放在这个时期 开始准备婴儿用品
		22	148~154		
		23	155~161		
		24	162~168		
	7	25	169~175	24周以后出生的婴儿，有生存的可能性 变大了的子宫压迫下半身，容易出现静脉曲张 容易便秘、长痔疮，因此要注意饮食	这个时期要做一次贫血检查，如出现贫血，应在分娩前治愈
		26	176~182		
		27	183~189		
		28	190~196		
孕晚期	8	29	197~203	胎儿的成长显著，强烈地感觉到胎动 如果感到因子宫收缩而引起的肚子疼痛或发胀，要立即休息 胎儿的位置稳定在头位	容易引起妊娠中毒症，因此要注意保持低盐饮食，并充分休息 肚子大，不容易看清脚下，步行和上下楼梯时要特别注意
		30	204~210		
		31	211~217		
		32	218~224		
	9	33	225~231	子宫底伸展到心口窝的正下面，已压迫肺、胃、心脏，因此心跳快，呼吸困难，食欲不振 尿频	开始练习分娩辅助动作 准备在娘家分娩的，要在这个月末前回去 做好住院的准备（物品，安排车，家庭生活等方面）
		34	232~238		
		35	239~245		
		36	246~252		
	10	37	253~259	由于胎儿和子宫底的下降，胃部畅快，食欲增加 压迫膀胱，尿频，分泌物增加，注意清洁卫生 不知什么时候临产，所以避免远行 充分休息，保证充足的睡眠、营养，积蓄体力	严禁性生活 检查住院的准备工作 如果发现破水或大量出血，要立即住院 阵痛的间隔时间若缩短，要尽快洗澡住院
		38	260~266		
		39	267~273		
		40	274~280		

孕前准备

孕早期（1~3个月）

孕中期（4~7个月）

孕晚期（8~10个月）

第1周

要合理膳食，不要营养不良

如果你的身体状况一直很好，营养供给均衡，也没有节食的经历，那么在妊娠第1个月只要保证自己的食品选择是多样的、充足的就可以了。但是，如果你以前经常采用控制饮食的办法减肥，或者你体重较轻、长期素食，甚至有贫血、营养不良等症状，你就要及时调整自己的饮食习惯了，尽快使自己的身体状况恢复到最佳状态。

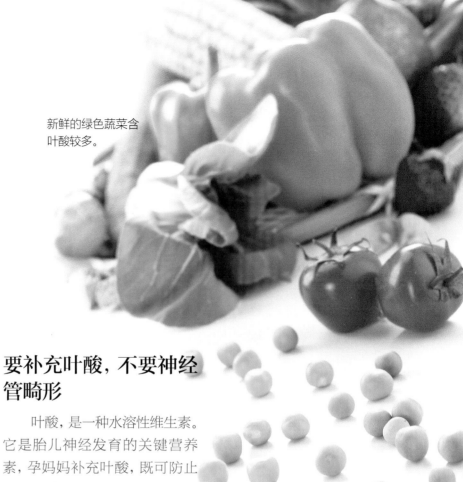

新鲜的绿色蔬菜含叶酸较多。

一日食谱推荐	
早餐	馒头50克，玉米粥1碗（50克），香芹拌豆干50克
加餐	鲜榨果蔬汁250毫升，强化营养饼干50克
午餐	米饭100克，鱿鱼炒茼蒿100克，鸡蛋羹（1个鸡蛋），凉拌土豆丝50克
加餐	菠萝200克或酸奶1杯
晚餐	米饭或面条100克，乌鸡汤、蔬菜各适量

要补充叶酸，不要神经管畸形

叶酸，是一种水溶性维生素。它是胎儿神经发育的关键营养素，孕妈妈补充叶酸，既可防止胎宝宝神经管畸形，又可防止母体同型半胱氨酸增高。母体血液中的同型半胱氨酸增高可能会引发冠心病或妊娠合并症。

孕妈妈摄入量

孕期每天摄入400微克，而且整个孕期都应维持这个水平。

食物来源

动物肝肾、豆制品、甜菜、蛋类、鱼、绿叶蔬菜（如莴苣、芦笋、菠菜等）、坚果、柑橘以及全麦制品等。

 专家经验谈

叶酸易被紫外线破坏。新鲜蔬菜在室温下储藏两三天其叶酸量会损失50%~70%。食物中50%~95%的叶酸在烹调时被破坏。所以除了食补之外，孕妈妈每天吃1片400微克的叶酸补充剂是必要的。

补铁推荐饮食单品——猪肝

猪肝（也可以是其他动物肝脏，比如鸭肝和鹅肝）含有丰富的蛋白质及钙、铁、磷、锌、硒、钾等矿物质，其中的铁更容易被人体吸收。食用猪肝可以调节和改善造血系统的生理功能。

猪肝中维生素 A 的含量也相当高，但大量摄入会引起孕妈妈中毒。另外，猪肝中还含有大量的胆固醇。所以，猪肝应有计划地适量食用，每周一两次比较合适。

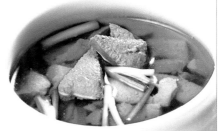

猪肝是补血的好东西，但要控制食用量。

熘肝尖

材料：鲜猪肝 300 克，胡萝卜片、黄瓜、葱末、姜末、蒜片、黄酒、酱油、醋、盐、香油、水淀粉、白糖各适量。

做法：①猪肝洗净，切片，加盐、黄酒、淀粉抓拌匀，下五成热的油中煎炸，盛入漏勺；黄瓜洗净，切片。②取小碗加入黄酒、酱油、白糖、水淀粉，兑成芡汁备用。③炒锅上火烧热，加少许底油，用葱末、姜末、蒜片炝锅，烹醋，下入胡萝卜片煸炒片刻。④再下入猪肝片、黄瓜，勾入芡汁、炒熟，淋香油，出锅装盘即可。

营养功效：猪肝中营养素的含量高于猪肉，食用猪肝可以防治妊娠期间的贫血。

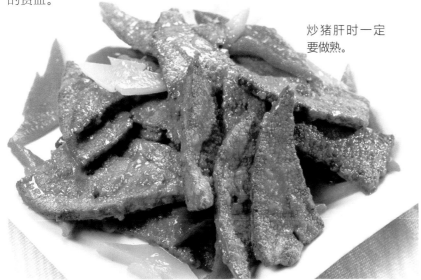

炒猪肝时一定要做熟。

丝瓜虾皮猪肝汤

材料：鲜猪肝 50 克，丝瓜 250 克，虾皮、姜丝、葱段、盐各适量。

做法：①将丝瓜去外皮，洗净，切成片；再将猪肝洗净切片；虾皮用水浸泡。②起油锅，放姜丝、葱段炒香，再入猪肝，略炒。③倒入虾皮和适量清水，烧沸后放入丝瓜，撒少许盐，再炖煮 3~5 分钟即可。

营养功效：虾皮中含钙丰富，每百克中含量高达 991 毫克；丝瓜性凉而有通络作用；猪肝含有丰富的维生素 D，可促进钙的吸收。三者搭配可起到通络行血、补钙强骨之功效。

孕前准备

孕早期（1~3个月）

孕中期（4~7个月）

孕晚期（8~10个月）

要高营养食品，不要反营养物质

反营养物质就是不能提供身体发育所需要的营养，反而在代谢过程中消耗人体需要的营养素的食物成分。在日常的生活中，比较常见的反营养物质有以下几类。

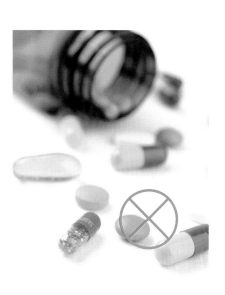

人造化学制品

现代工业将大量添加剂运用到食物中，人们很容易被它们的好味道诱惑。举个例子，经常喝含有柠檬黄饮料的儿童常常表现为多动，因为柠檬黄正在夺走儿童体内的锌。

煎炸食品

有研究证实，经过高温烹调的食物，会产生一种促进癌症发生的物质——丙烯酰胺。

药物

许多药物的副作用也不可小视，抗生素会消灭肠道中的有益菌，阻止 B 族维生素在体内的作用，还给有害菌铲平道路。

食物中混入的其他有毒元素

有毒元素	危害	接触来源
铝	影响大脑功能和记忆力，影响智力发育	铝罐装食品、铝锅
镉	大量积累造成胎宝宝体重偏低，脑容量小	香烟、加工食品中的精制谷类
铜	高铜可导致早产、流产和产后抑郁症	铜水管、泳池抗菌药
铅	脑发育迟缓、智商低下，在死胎体内含量高	绘画油彩、油漆尘屑、化妆品
汞	阻碍大脑正常功能，严重者使人发疯	被污染的食品（如鱼）、补牙材料

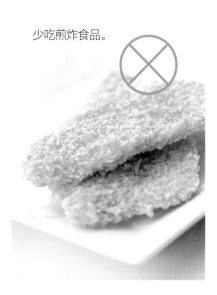

少吃煎炸食品。

第2周

要算好日期，不要盲目受孕

女性最易受孕的日子，就是排卵前后的7天之内。如果月经正常，排卵日就在两次月经的中间日子。通常月经周期是28天左右，所以从月经第一天算起，第14天前后，就是理论上的排卵日。如果月经不是非常规律，又想准确地找到排卵日，那么可以采用基础体温测量法或者用排卵试纸。

基础体温测量法

睡前将体温表甩好，次日清晨醒来不应有任何活动，将体温表放于舌下，3分钟后取出再下床活动，将每日的体温记录下来。体温下降预示即将排卵，一般体温上升的那一天为排卵日。每月一般从来月经的第5天开始测至下一次月经来潮，应坚持每天测量。

排卵试纸

使用方便，一目了然。但排卵试纸检测的实际上是排卵激素高峰，只能作为参考，即便这个峰值显示正常，也并不一定就是正常排卵。

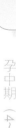

排卵试纸检测出排卵高峰后，未来24~48小时内一般会排卵。

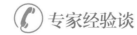

专家经验谈

不管用什么方法来确定排卵日，都不是百分之百有效。有的卵泡不破，没法受孕；还有的卵细胞不成熟，早早排出也不能受孕；同时，精神压力过大、心情抑郁也会影响受孕。

人体的生理现象和机能状态在一天内是不断变化的。上午，人体机能状态呈上升趋势；下午1~2时，人体机能最低；下午5时再度上升，晚上11时后又急剧下降。一般来说，晚上9~10时是同房受孕的最佳时刻。此时同房后，女性长时间平躺睡眠，能增加精子与卵子相遇的机会。

孕前准备

孕早期（1~3个月）

孕中期（4~7个月）

孕晚期（8~10个月）

基础体温自测表

注意：感冒、头痛、腹泻、发烧、晚睡晚起之类的情况，也会影响体温的状况，都应该特别标记，作为体温判断的参考。下表是月经周期为 28 天的女性的基础体温表。

测量方法和要点

1. 先到药房购买女性专用的基础体温计，睡前放在枕边随手可以拿到的地方。

2. 第二天醒后一睁眼，在还没有进行换衣服、上厕所等任何活动之前，将体温计放于舌下 3 分钟，并在基础体温表中用"•"表示，将各个小圆点用线段连起来，即为基础体温曲线。

3. 通常于月经第 5 天开始测量记录基础体温，经期日用"×"表示。

4. 同房日期，可在圆点外加一圆圈，标记为"⊙"。

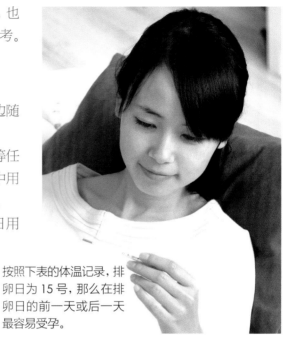

按照下表的体温记录，排卵日为 15 号，那么在排卵日的前一天或后一天最容易受孕。

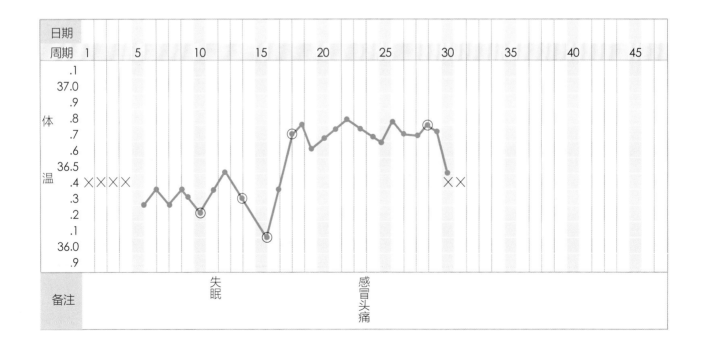

如何计算预产期

确认预产期

如果怀孕，身体会给出很多信号。那么，如何计算怀孕日期，又怎么确认预产期呢？

医生普遍采取的计算方法是：按照末次月经的第一天来计算。也就是说，当下一次月经迟迟未来时，实际上已经怀孕至少2周了。这种算法实际是把末次月经的那1周作为怀孕的第1周。

预产期简便算法

末次月经日期的月份加9或减3，为预产期月份数；天数加7，为预产期日期。比如：末次月经是2009年11月1日，预产期约为2010年8月8日。

对于月经本来就不规律的孕妈妈来说，可能在好几个月没来月经时才发现怀孕，这时候已经记不清末次月经的日期了，该怎么办呢？

如果月经周期不规律，B超也可以推算出来预产期。

依据胎动日期进行推算：一般胎动开始于怀孕后的18~20周，胎动日期加上20~22周就是预产期。

从孕吐开始的时间推算：孕吐一般出现在怀孕6周左右，就是末次月经后42天，由此向后推算至280天即为预产期。

根据B超检查推算：B超可测得胎头的双顶间径、头臀长度及股骨长度，医生根据这些就能估算出胎龄，并推算出预产期。

 专家经验谈

整个孕期共40周，280天，又分为10个妊娠月（每个妊娠月为28天）。但由于女性月经周期长短不一，这样推测的预产期与实际分娩日有1~2周的出入也是正常的。因此，在怀孕37~42周内分娩，均为足月分娩。

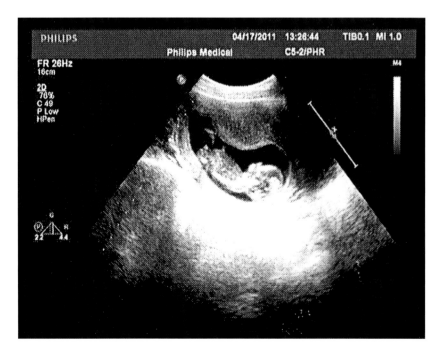

孕前准备

孕早期（1~3个月）

孕中期（4~7个月）

孕晚期（8~10个月）

要多碱性食物，不要多酸性食物

现在很多人认为食物的酸碱性能够控制受孕的过程，进而决定胎宝宝的性别，我们来看一看事实是怎样的。

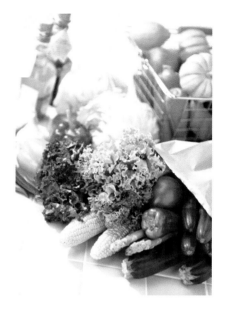

首先，食物是酸性还是碱性，不能靠吃起来味道酸不酸来判断，科学的划分方法是：凡经消化吸收代谢后产生钾、钠、钙、镁等阳离子为主的属于碱性食物，而产生磷、氯、硫等阴离子为主的属于酸性食物。因此，仅凭味道来确定食物是酸性还是碱性，本身就是一种错误。

其次，食物并不改变人体的酸碱度。在正常情况下，人们体内的酸碱度是相当恒定的，因为体内有一些非常重要的缓冲物质，像碳酸盐、磷酸盐和蛋白质等，它们可以防止体内酸碱度发生急剧变化，使身体不受外来因素的影响。同时机体还能通过肺、肾等进行调节，以保持人体生理需要的酸碱度。

所以，通过饮食来改变体内的酸碱度是不可能的，通过调节饮食的酸碱度来人为地决定生男生女的想法更是不切实际的。

蔬菜和豆类都属于碱性食物，虽然多吃碱性食物并不能增加生男孩的概率，但是它能帮助孕妈妈提高免疫力和抗病功能，并且对胎宝宝大脑发育很有好处。不要多吃酸性食物，过多食用会使孕妈妈乏力、体质变差，会影响胎宝宝发育，因为它是导致畸胎的元凶之一，在妊娠最初半个月左右，不吃或者少吃酸性食物为佳。

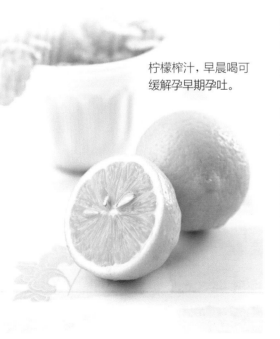

柠檬榨汁，早晨喝可缓解孕早期孕吐。

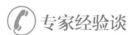

专家经验谈

根据科学定义，食物的酸碱性与我们的日常经验大相径庭：有些味道很酸的水果，如柠檬、柑橘、杨桃等，进入人体后经代谢会变成水和二氧化碳，后经肺呼出体外，剩下的阳离子便占据优势，属于碱性食物。而吃起来并无酸味的肉、鱼、蛋类、米和面，经人体代谢后产生的阴离子较多，属于酸性食物。

第3周

要优质受孕，不要外部干扰

天时

除日常生活中锻炼身体、维护健康外，选好受孕时间也十分重要。

如果可以自由选择，7~8月份怀孕是最好的，因为经过大约3个月孕早期的不适阶段后正值秋季，水果、蔬菜品种丰富，新鲜可口，此时孕妈妈的早期妊娠症状基本消失，食欲增加，可以有计划地补充营养，调理饮食。

在女方的排卵日前后1~2天内。

要赶上风和日丽的好天气。双方都有强烈的性需求时。

按人体生理钟推算出双方的智力、体力都在最佳状态时。

地利

在双方都熟悉、喜欢的环境中，比如自己的家或者双方都充满甜蜜回忆的旅馆等。

大的社区环境良好，没有明显的大型的污染源(比如化工厂、放射性材料仓库、严重污染的河流等)。

身边的小环境温馨整洁，远离放射源，如电器、放射性材料等，以及污染物。

人和

夫妻双方的心理状态良好，特别是心情舒畅，无任何忧愁干扰。

双方对于受孕有共同的期待。

专家经验谈

受孕时的心理状态与优生有着密切关系。当人体处于良好的精神状态时，精力、体力、智力、性功能都比较容易处于高潮，精子和卵子的质量也高。没有忧郁和烦恼，夫妻双方心情舒畅，易于卵子着床受孕，胎宝宝的素质也好。所以丈夫要重视妻子的感受，这对于得到一个健康聪明的宝宝至关重要。

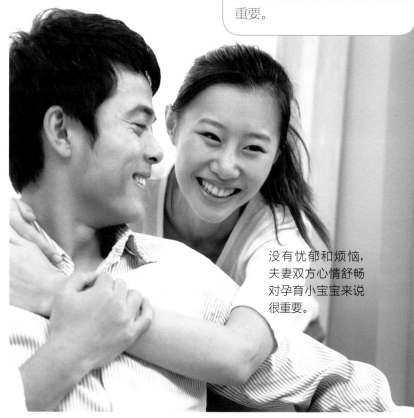

没有忧郁和烦恼，夫妻双方心情舒畅对孕育小宝宝来说很重要。

要"男女平等"，不要"歧视"

外国有首古老的童谣唱道："小女孩是由什么构成的？糖果、香料和一切美好的东西。小男孩又是由什么构成的？剪刀、蜗牛和宠物小狗的尾巴。"是不是女孩子真的就是由漂亮、温柔、敏感的因素构成的，而男孩子就是由冲动、调皮、爱冒险的因素构成的呢？是什么最终决定了性别？

性染色体决定性别

这个问题在科学上不存在疑问，是性染色体的不同决定了胎宝宝的性别。

男性和女性都有 23 对染色体，其中只有一对是性染色体。女性的一对性染色体是相同的，都是 X 染色体，因此在分裂形成卵细胞时，每个卵细胞都含有一个相同的性染色体。

而男性的一对性染色体则不同，一个是 X，一个是 Y。在性细胞精子产生的时候，就形成了两种不同的精子。如果卵子同含有 X 染色体的精子结合，宝宝就是女孩，如果与含有 Y 染色体的精子结合，宝宝就是男孩。

专家经验谈

年龄：年龄大的夫妻生女孩的概率比年轻夫妻高。

职业：长时间开车的司机（如出租车司机、货车司机）、空服人员或飞行员、麻醉科医师、深海潜水员等男性，其后代为女孩的概率都特别高。这是因为 Y 精子生命力不强，容易感受到高温、气压或水压的强烈变化而先行死掉。

心理压力：男性长期受到压力会使精子数目减少；女性太紧张会产生强烈的酸性环境，不利于 Y 精子存活。所以，工作压力过大、精神压力大的人，特别容易生女孩。

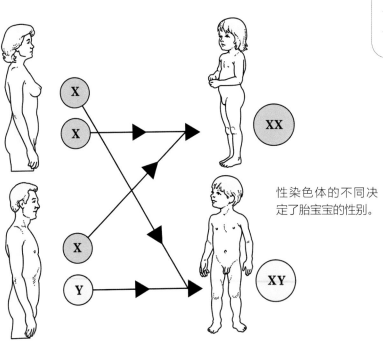

性染色体的不同决定了胎宝宝的性别。

第4周

要留意身体变化，不要大意

从卵子受精的那一刻起，孕妈妈的身体内部就悄然发生了改变，为即将出现的小宝宝做好营养及空间的准备。而这些改变是在孕妈妈浑然不知的情况下进行的，待孕妈妈有了感知，一切都已准备就绪了。

那么在这段时间，孕妈妈的身体里到底发生了什么变化呢？

胚泡形成

受精卵不断分裂，不久就会形成一个针尖大小、由细胞组成的实心小球——桑葚胚。这个桑葚胚继续不断地分裂，不断地"行走"，大约4天左右到达子宫。

桑葚胚在子宫内也不断发育，逐渐从实心小球变为充满液体的囊状球体，这便是胚泡了。胚泡的外围有一层滋养细胞，这些细胞会慢慢发育成胎盘；胚泡会分出里面的一小部分细胞逐步发育成人类的胚胎。

胚泡"着床"

子宫早在卵泡排出卵子时就已经开始为"着床"做准备了。在排卵5~7天后，胚泡到达子宫，在子宫内熟悉周围环境后，找到合适的部位安营扎寨；在排卵第8天，正式"着床"，由滋养细胞的海绵状突起伸入子宫内膜，使胚泡附着在子宫壁，而那些滋养细胞慢慢发育成胎盘，继续为胚胎提供能量。此时，有些孕妈妈会有少量的出血现象，这也是因为胚泡"着床"的原因。

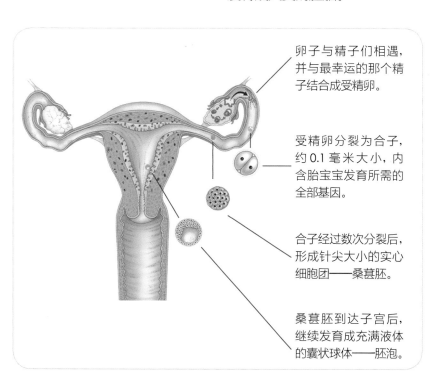

卵子与精子们相遇，并与最幸运的那个精子结合成受精卵。

受精卵分裂为合子，约0.1毫米大小，内含胎宝宝发育所需的全部基因。

合子经过数次分裂后，形成针尖大小的实心细胞团——桑葚胚。

桑葚胚到达子宫后，继续发育成充满液体的囊状球体——胚泡。

孕前准备

孕早期（1~3个月）

孕中期（4~7个月）

孕晚期（8~10个月）

激素是身体变化的原动力

怀孕需要大量激素的推动，一些是妈妈体内原有"土著"激素，一些则是为了适应孕期而特别分泌出的激素。

人绒毛膜促性腺激素（HCG）

这是一种由胎盘分泌的激素，是因为妊娠而产生，所以也被称为"妊娠激素"，早孕测试就是通过试纸或仪器来测定它是否在尿液或血液中含有，如果含有，就会被确定为怀孕。恶心、呕吐等一些早孕反应因它而起，但这种激素会刺激孕期其他激素共同维持妊娠的进行，并阻止月经来临。

黄体酮

黄体酮可维持早期的胚胎发育，并使孕妈妈体内与分娩相关的韧带和肌肉松弛。虽然它的这种作用会使孕妈妈的身体产生一些不适感，如便秘、烧心感及静脉曲张，但它却可以帮助宝宝顺利出生，相信孕妈妈也不会埋怨它。

雌激素

雌激素是女性体内原有的一种激素，它在很早的时候就刺激子宫内膜增生，为受精卵"着床"做好了准备。它会增加体内的血容量，但也会使孕妈妈面色红润，容光焕发。

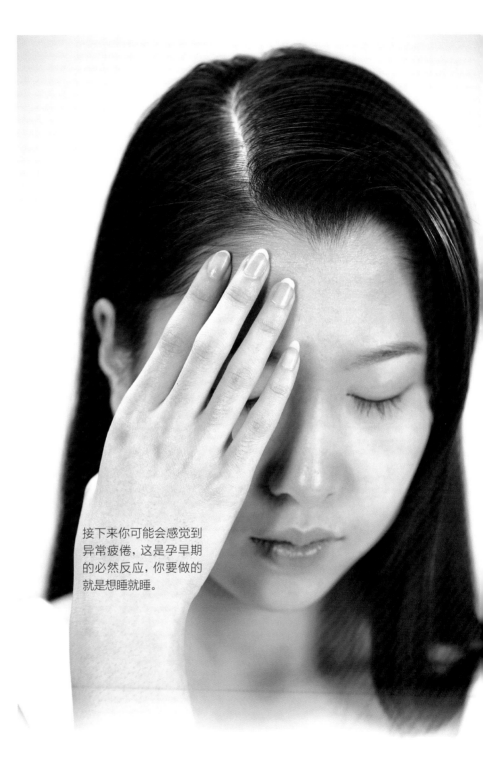

接下来你可能会感觉到异常疲倦，这是孕早期的必然反应，你要做的就是想睡就睡。

要关注怀孕迹象，不要浑然不觉

卵子受精后，会不断地以一分为二的形式进行分裂，然而，生命的萌芽在温暖、安全、舒适的地方才能成长。所以受精卵会一边不断地分裂，一边向自己的温床——子宫移动。

有些敏感的妈妈很快就能知道自己怀孕了，但有些妈妈却浑然不觉，也许直到月经不来，才会怀疑自己怀孕了。哪些迹象与怀孕有关，值得孕妈妈关注呢？

突然的情绪变化

怀孕会引起体内激素的变化，激素的改变会影响到情绪。所以一旦情绪突然间变化无常或者异常兴奋、格外敏感，甚至一阵阵莫名其妙的伤感，可能就是怀孕了。

嗅觉喜好的变化

怀孕也会引起嗅觉更加敏感，并且改变以往的嗅觉喜好。比如对某种食物突然厌烦，或者喜欢上某种特殊的食物或气味。

📞 **专家经验谈**

也有很多孕妈妈有这样的体验，不知道什么原因，突然浑身犯懒，不愿意动弹，早上醒来变得迟了，并且不再像以往那样为一点小事就咋咋呼呼，而是"懒得理会"，好像有什么更重要的事情等着自己似的。而且，一向精力充沛的自己，居然在午休的时候坐在椅子上睡着了……多少天以后才恍然大悟，这都是宝宝到来引起的。

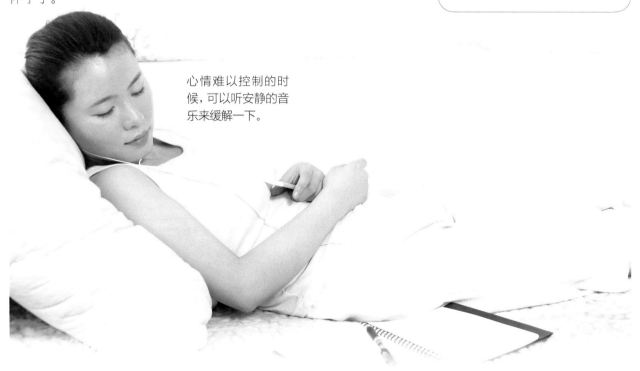

心情难以控制的时候，可以听安静的音乐来缓解一下。

孕前准备

孕早期（1~3个月）

孕中期（4~7个月）

孕晚期（8~10个月）

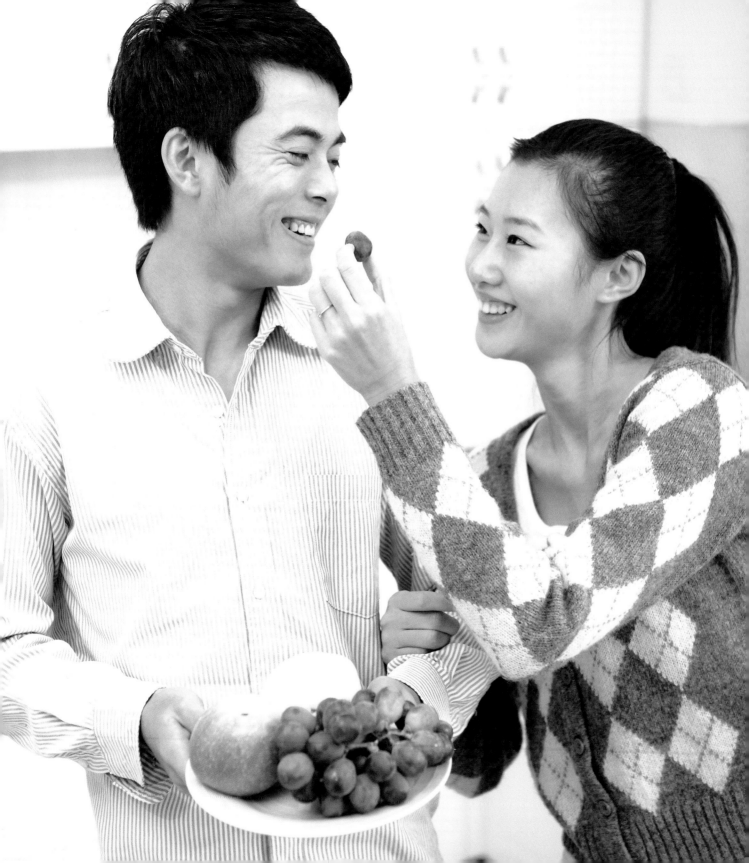

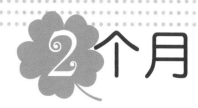

2个月

坐在回家的车上不小心睡着了，责怪自己丢人的举动。可是最近好像常常这样，而且身体似乎也偏离了以前的规律，变得有点琢磨不透，难道那个我们期盼很久的小天使来了……

手里紧攥着化验单，医生的话还在耳边回荡：现在要多注意休息，注意营养，自己要小心，你的肚子里已经有个"甜蜜的负担"了。

准爸爸课堂：关爱他们，从厨房开始

学做几个拿手菜

做饭往往是女性最主要的家务活，而在怀孕初期，这成了一件难以完成的苦差事。不仅仅是身体的疲惫，早孕反应导致的嗅觉敏感也使孕妈妈难以忍受油烟味，所以，这个时候该是准爸爸上场露一手的时候了。

山药香菇鸡

材料：山药200克，鸡腿1个，胡萝卜1根，鲜香菇1个，料酒、酱油、盐、白糖各适量。

做法：①新鲜山药洗净，去皮，切厚片；胡萝卜洗净，去皮，切片；香菇泡软，去蒂。②鸡腿洗净，剁小块，热水焯过，去除血水后冲净。③将鸡腿放锅内，加入所有调味料和2杯清水，并放入香菇同煮，开后改小火。④10分钟后加入胡萝卜、山药煮约10分钟，收至汤汁稍干即可盛出。

山药枸杞子粥

材料：粳米100克，枸杞子20克，山药50克，面粉、冰糖各适量。

做法：①粳米淘洗干净，用冷水泡半小时，捞出，沥干水分。②枸杞子用温水泡至回软，沥干备用。③山药洗净，去皮，磨成泥，放入碗中，加入面粉拌匀成面团，以汤匙舀入滚水中煮至浮起，捞出备用。④锅中加入适量冷水，将粳米放入，先用大火烧沸，然后转小火煮成粥。⑤粥内加入枸杞子、煮熟的山药及冰糖，同煮片刻，即可食用。

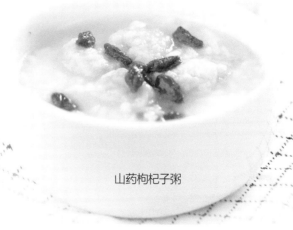

山药枸杞子粥

孕妈妈应知道的数据

早孕反应出现时间	一般受孕后 40 天左右开始
首次产前检查时间	停经 1 个月内，或出现早孕反应时
胎宝宝在母体内生长时间	约 266 天（按末次月经第一天计，约 280 天）
预产期计算方法	末次月经的月份加 9（或减 3），日期加 7
孕妈妈洗澡适宜水温	38~42℃
孕期体重增加总值	不宜超过 12.5 千克，孕前体重偏轻偏重都可适当调整
自然流产发生时间	大多数发生在怀孕 3 个月内，流产率约为 15%
人工流产适宜时间	停经后 2 个半月内，7~9 周最适宜
自觉出现胎动时间	妊娠 16~20 周内
胎动最频繁最活跃时间	妊娠 28~34 周内
胎动正常次数	每 12 个小时 30~40 次，最低不低于 15 次
早产发生时间	妊娠 28~37 周内
胎心音正常次数	每分钟 120~160 次
过期妊娠超过预期天数	14 天
临产标志	见红、阴道流液、腹痛，每隔五六分钟子宫收缩 1 次，每次持续 30 秒以上
产程时间	初产妇一般为 12~16 小时，经产妇一般为 6~8 小时

孕期需要检查的项目

孕期	检查项目
孕早期 (1~3 个月)	特殊检查：高龄孕妇、以前生过畸形儿的孕妇、家族中有遗传病例的孕妇在怀孕第 10~13 周接受绒毛膜检查，及早诊断各种染色体病和先天性代谢病
孕中期 (4~7 个月)	第一次 B 超：孕 18~20 周。它能准确地诊断胎宝宝是否畸形，观察脏器的活动状态。
	孕 24~28 周时进行妊娠糖尿病筛查
孕晚期 (8~10 个月)	第二次 B 超：孕 28~30 周。了解胎宝宝发育情况，是否有体表畸形，还能了解胎宝宝的位置及羊水量的情况
	孕 36 周后测量骨盆的入口、出口和直径的尺寸，获得有关产道的信息
	第三次 B 超：孕 37~38 周。目的是确定胎位、胎宝宝大小、胎盘成熟度、有无脐带缠颈等，进行产前最后评估
每次必查	测量体重：这是每次检查的必查项目。有助于医生掌握你的体重变化。整个孕期体重增长 11~16 千克属于正常范围
	测量血压：这是每次检查的必查项目。检查有无高血压、低血压，及时发现妊娠中毒症患者
	尿检：检查有无感染，测量蛋白质含量 (高血压的参考值) 和糖分含量 (糖尿病的参考值)

孕前准备

孕早期
(1~3个月)

孕中期
(4~7个月)

孕晚期
(8~10个月)

第5周

要找准原因，不要早孕反应

　　这个月的营养饮食，可以根据你的体质状况来安排。如果你孕前的营养状态很好，体质也好，一般说来，就无须再特意去加强营养。因为3个月以内的胎宝宝还小，只要你能正常进食并适当增加一些优质蛋白就可以满足胎宝宝生长发育的需要了。但是，如果你孕前营养状况已欠佳，体质又较弱，就应该及早改善营养状况，把增加营养当成孕早期保健的一项重要内容。如果你同时发生了剧烈的早孕反应，频繁呕吐，更不要掉以轻心，应该及早向医生请教，也许输液或其他医疗干预手段可以帮你渡过难关。

专家经验谈

　　这个月或许你已经有了早孕反应，那就选择易消化、易吸收的食物，以减轻呕吐。如烤面包、饼干等干食品可减轻恶心、呕吐症状，稀饭能补充因恶心、呕吐失去的水分。

一日食谱推荐	
早餐	薄饼50克，豆浆250毫升，煮鸡蛋1个，蔬菜适量
加餐	酸奶200毫升，香蕉1根
午餐	米饭100克，糖醋黄鱼100克，奶油菜花150克，肉丸汤适量
加餐	核桃糕50克，纸皮核桃或干鱼片适量
晚餐	米饭100克，咸水猪肝100克，香椿芽拌豆腐100克

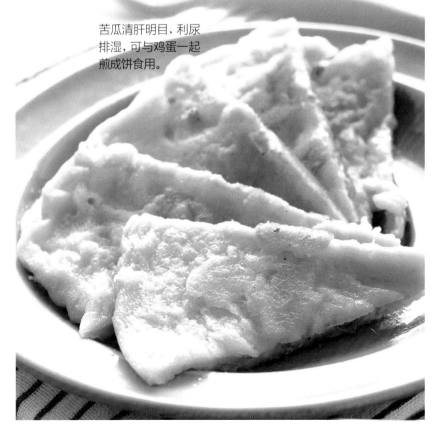

苦瓜清肝明目，利尿排湿，可与鸡蛋一起煎成饼食用。

要补碘，不要甲状腺发育不全

碘是人体必需的微量元素之一，也是甲状腺素的重要组成成分。甲状腺素能够促进胎宝宝的生长发育。此外，碘还能促进神经系统的发育，维持正常的生殖功能。胎宝宝的生长发育旺盛，各系统的发育对甲状腺激素的需求量增加，因此孕妈妈在怀孕期间，碘的需求量增加了，不补碘就很容易造成碘缺乏。

如果孕妈妈缺碘，就会造成胎宝宝的甲状腺发育不全，从而导致甲状腺功能低下，由此引起甲状腺肿大、死胎、先天畸形、聋哑等。

 专家经验谈

碘遇热极易升华，因而加碘食盐应存放在密闭容器中，且温度不宜过高；菜熟后再加盐，以减少损失；海带要注意先洗后切，以减少碘及其他营养成分的丢失。

孕妈妈摄入量

孕期每天需摄入200微克碘。同时，孕妈妈除进食一些含碘丰富的食物外，不能随便补碘，否则同样对胎宝宝不利。

食物来源

含碘丰富的食物有海带、紫菜、海参、海蜇、海虾、蛤蜊等海产品，以及我们日常食用的含碘食盐。此外，山药、大白菜、菠菜、鸡蛋等也含有碘。

每周吃一两次紫菜就可满足孕期补碘的需求。

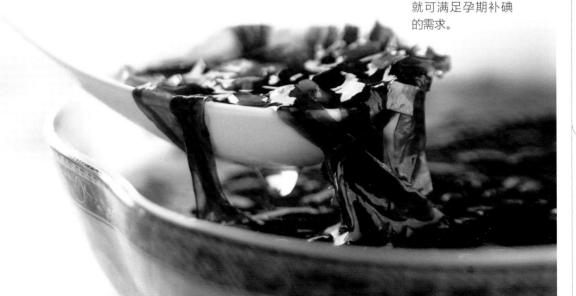

补锌推荐饮食单品——燕麦

燕麦的锌含量在所有谷物中最高，而且含有丰富的维生素 B_1、维生素 E 及人体所需的 8 种氨基酸。燕麦所含的燕麦精，具有谷类的特有香味，能刺激食欲，特别适合怀孕初期以及孕吐时期食用。

对于孕妈妈来说，早餐的重要性不言而喻。如果为没有食欲所困扰，不妨吃一些燕麦食品调节一下。燕麦通常加工成燕麦片出售，食用起来很方便。孕妈妈要是觉得它口味太单一，可以搭配点其他食物一起吃，使口味变得更丰富，营养也更全面。

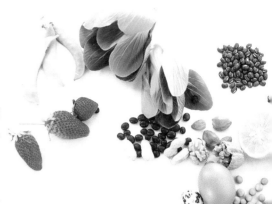

食物品种多样化可以更全面补充矿物质。

燕麦南瓜粥

材料：燕麦 30 克，粳米 50 克，小南瓜 1 个，葱花、盐各适量。

做法：①南瓜洗净，切成小片；粳米淘洗干净，用清水浸泡半小时。②锅置火上，将粳米、南瓜块放入锅中，加适量清水，大火煮沸后换小火煮 20 分钟；再加入燕麦，继续用小火煮 10 分钟。③熄火后，加入盐、葱花调味即可。

水果麦片粥

材料：燕麦片 100 克，苹果、梨各 1/2 个，葡萄干、蜂蜜各适量。

做法：①苹果、梨均洗净，切小块，与燕麦片一同放入锅中。②开水倒入锅里，用小火炖煮，略加搅拌，5 分钟后，加入葡萄干关火。③将水果麦片粥倒入碗中，待温时调入蜂蜜，搅拌均匀即可。

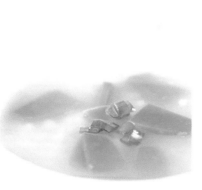

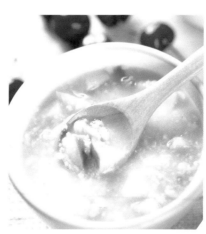

要矿物质，不要缺这少那

矿物质同维生素一样，在胎宝宝生命的每一个阶段都是必需的。它们不仅是身体构成所不可缺少的成分，同时它们还帮助对抗那些随空气、食品和水进入我们身体的有害元素。

矿物质根据在身体里含量的多少又分为常量元素和微量元素。微量元素虽然在人体内的含量不多，但与人的生存和健康息息相关，它们摄入过量、不足、不平衡或缺乏都会不同程度地引起人体生理的异常或发生疾病。

常量元素

体内含量大于体重0.01%的称为常量元素，主要包括以下几种。

常量元素	作用	孕妈妈摄入计量
钙	骨骼构成元素。钙的利用不仅取决于摄入，还取决于吸收，充足的维生素D和适量的负重运动可以促进钙的吸收	1000~1500毫克/天
镁	钙的亲密战友。在骨骼的建设中镁与钙亲密合作缺一不可，所以缺少镁，钙的工作就要受到影响	450毫克/天
钠	神经传导、水平衡的重要物质。大多数天然食物中钠含量较少，但加工后的食品中钠含量较高，因此钠缺乏很少见。倒是过量的钠摄入使孕妈妈身体储存过多水分而致水肿	不超过6克/天
钾	钠的铁杆伙伴。钠的摄入量越高，钾的需要量越大	4500毫克/天

微量元素

在人体中含量相对微小，小于体重0.01%的为微量元素，主要有以下几种。

微量元素	作用	孕妈妈摄入计量
铁	氧的携带者。铁向细胞输送氧并转运二氧化碳，铁和锌有点对抗意味，因此过多地摄入铁会减少锌的留存量。所以均衡很重要，提高铁的摄入就必须增加锌的摄入	20毫克/天
锌	是生命生长、伤口愈合、免疫功能必需的元素，关系到细胞复制。几乎所有重大疾病都与锌的缺乏有某种关联	20毫克/天
碘	是人体甲状腺素的组成成分，对调节人体生理功能具有重要的作用；还能促进神经系统的发育，维持正常的生殖功能	200微克/天
铜	既是营养素又是毒元素。铜和锌也是相互抗持的物质，且它们的抗持作用很强烈，缺锌可导致铜摄入过量，而过量的锌可以导致铜的缺乏。这再一次显示，均衡摄入多么重要	2~3毫克/天
锰	能够清除体内自由基，对胎宝宝的听力发育有重要作用。含锰丰富的食物有各类谷物、通心粉、全麦面包、豆类、各类坚果、草莓、红茶	3~5毫克/天
硒	抗癌矿物元素	50微克/天

孕前准备

孕早期（1~3个月）

孕中期（4~7个月）

孕晚期（8~10个月）

第6周

要辨别怀孕征兆，不要马虎大意

虽然在欣喜地盼望着，也很难准确地知道自己是否怀孕。但如果你一向谨慎仔细，通过以下几个迹象就能在第一时间确认自己怀孕。

身体的变化

1. 一向很有规律的月经，迟迟没有"光顾"，这是最应该引起注意的怀孕征兆，它很可能就是怀孕的最早信号。

2. 月经过期不久（2个星期左右）开始有胃口的改变，平时喜欢吃的东西，现在没兴趣了，甚至感到索然无味，根本不愿提起。

3. 乳房开始增大，有一阵一阵、不定时的、转瞬即逝的刺痛和瘙痒的感觉，乳晕颜色也变深。

4. 疲倦。这种倦意与过去的劳累完全不同，你会变得懒洋洋，整天都无精打采，常常想睡觉，好像永远睡不够。

5. 尿频。刚去过洗手间，不久又想去了。

6. 在并非正常的月经期间，下体出现轻微红色或棕色污迹；痉挛也可能偶尔出现。

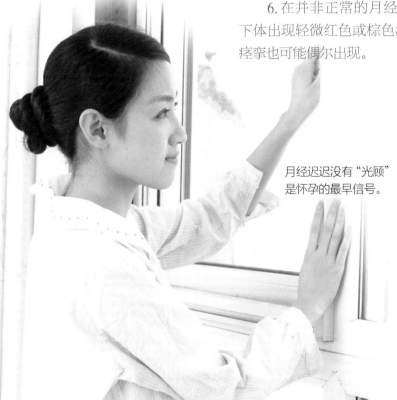

月经迟迟没有"光顾"是怀孕的最早信号。

专家经验谈

孕妈妈在检查时，对于医院推荐或者提供的诸多检查项目要谨慎选择，而体重、血压、血常规等项目，则需要定期检测。

要选好医院，不要后期麻烦

不管是不是已经有感觉，大部分孕妈妈都在月经延期一两周还没有出现的时候就会去医院检查，以获得最后的确认。

在确认怀孕后，最好能选择一家医院建档案，以保证整个孕期各项检查有序、定期地进行。

该选什么医院

选择医院要看它的资质、名气和规模，以及离家的远近、方便程度等。对于接生这样的"常规任务"，一般大医院的产科都能胜任。

选择一家医院进行围产保健，就意味着从开始建立检查档案，到每个月的常规检查，再到生产都是"一条龙"服务，所以选择一家服务态度好、住院方便（不太拥挤、离家近）、口碑好的医院至关重要。

要合理宣泄，不要大喜大悲

怀孕生子是女人一生中的大事，大得甚至比结婚这件事更重要。因此，许多孕妈妈会心情忐忑不安。但是这种忐忑有一定的范围和时限，连续多日的不安心情对自己和发育中的胎宝宝都有不良影响，所以，心情难以控制的时候，不妨尝试以下几个方法，帮助恢复平静。

索性说个够

约个信得过的女性朋友见面，最好是有过生育经验的，把所有的想法都统统倒给她，在你滔滔不绝地说完之后，此时眼泪汪汪的你需要的就是她那句感同深受的话：放心吧，我当时也是这样的。

吃美食

经过短暂的情绪波动折磨期之后，一旦遇到知己，心情有所放松，往往会胃口大开，不要约束自己，和最好的、最亲密的朋友一起到自己喜欢的餐厅大吃一顿吧。

听音乐

也许确定了怀孕之后的几个晚上你都没有睡好，其实你应该饱睡一夜了。这时，音乐是帮助你进入梦乡的好办法，放放婚礼上的录音，听听熟悉的电影音乐，在回味中让自己慢慢地平静下来。

记日记

把这些天来的所有想法和感受倾诉出来，把自己对未来的设想也写入其中。如果可能，让准爸爸也参与进来，写下他的激动与亢奋，说不定准爸爸比你还要难以入眠呢。

今天做了什么，有什么样的感受，或者是一些特别的事情如发现怀孕了，第一次产检、第一次胎动、第一次宫缩等，这些都可以记录下来。

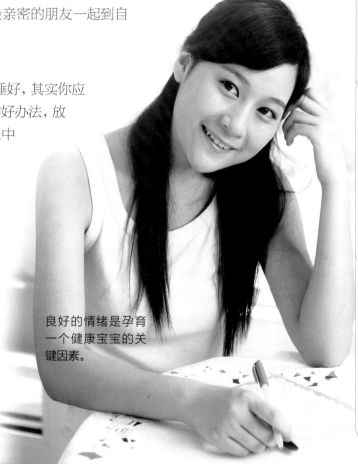

良好的情绪是孕育一个健康宝宝的关键因素。

📞 专家经验谈

有研究指出，在怀孕初期，孕妈妈任何强烈的情绪体验，都会通过内分泌的变化影响到正在迅速分裂的胚胎，改变细胞分裂的速度或者细胞分化的方向。所以说，过于强烈的大喜大悲情绪如同摄入体内的毒素一样，会给宝宝的发育带来不可逆转的伤害。

孕前准备

孕早期（1~3个月）

孕中期（4~7个月）

孕晚期（8~10个月）

第7周

要备齐证件，不要手忙脚乱

生个宝宝可不是简单的事情，不仅仅是孕妈妈十月怀胎、一朝分娩的问题，对于整个家庭，乃至对于社会，都是有影响的。为了宝宝将来能顺利地进入社会，有些事情是需要提前计划及时办理的。

怀孕初期就要办准生证

"准生证"就是生育服务证，这是宝宝的第一个证件，在刚刚怀上宝宝的时候就应该着手去办了。别以为这张证明可有可无，它可是宝宝降临到这个世界的合法"通行证"，之后宝宝的出生、上户口及其他的福利都和它有密切关系。

所需材料
户口本（最好是夫妻双方的，如果户口不在一起最好持妈妈的户口本）
双方身份证
夫妻双方的初婚初育证明（可让工作单位或户口所在地的居委会开具证明）
《医疗保险手册》及复印件
定点医院开具的《妊娠诊断证明》和妊娠实验化验单（盖生育章）
女方1寸免冠照片1张
办理单位：街道办事处

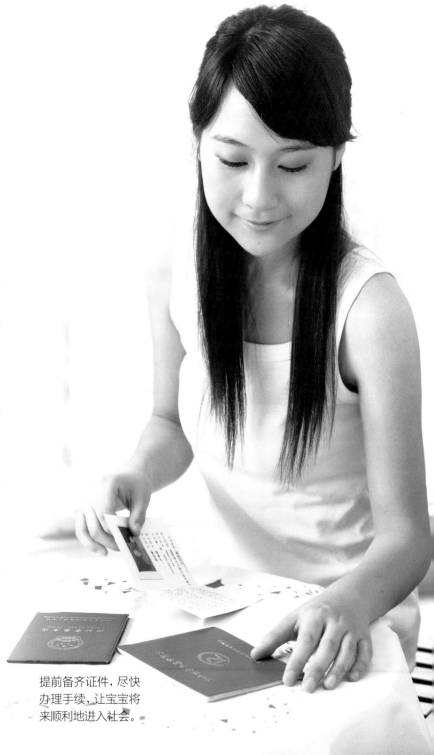

提前备齐证件，尽快办理手续，让宝宝将来顺利地进入社会。

入院待产期间填写《出生医学证明自填单》

孕妈妈在入院的时候，医院会要求填写《出生医学证明自填单》，为即将到来的宝宝做好填写《出生医学证明》的准备。出生证是宝宝的第一份人生档案。

●填写《出生医学证明自填单》一定要认真仔细，因为一经填写、打印，就不得更改。

●当收到医院出示的《出生医学证明》后要认真核对。如发现有填写错误时，应及时向医院申请换发。《出生医学证明》严禁涂改，一旦涂改，视为无效。

●《出生医学证明》是婴儿的有效法律凭证，要妥善保管。

宝宝一出生就要报户口

宝宝出生后，家里就多了一名家庭成员，按照户口管理条例，这时应该给宝宝上户口了，使他在法律上正式成为家中一员。

只有在及时申报宝宝户口后，各种医疗保健福利才会随之而来，让宝宝享受到应有的权利。所以爸爸妈妈千万别忽略了这件事。

申报户口要带齐必要的证明，按目前城乡申报户口的规定和计划生育管理条例，必须携带以下证件。

●计划生育部门颁发的准生证。

●医院签发的《出生医学证明》。

●户口本。

办理程序：到户口所属的派出所户口申报处申报户口时，应详细填写户口申请单，进行户口登记，交纳一定的手续费后，宝宝的大名就添加在户口本上了。

📞 专家经验谈

在办理《出生医学证明》之前，先要给宝宝起好名字。虽然很多家长从刚怀孕起就开始为宝宝取名了，可不到最后关头总是难以决定。为了顺利拿到宝宝的出生证明，在出院前一定要定下宝宝的名字。

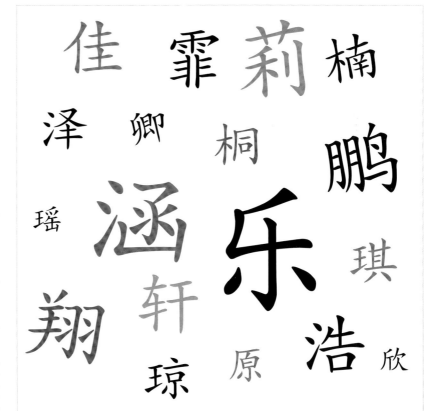

从现在起就开始为宝宝取名吧。

孕前准备

孕早期（1~3个月）

孕中期（4~7个月）

孕晚期（8~10个月）

要防微杜渐，不要感冒侵染

在妊娠期孕妈妈免疫力下降，感冒之后症状会比较严重。如果服用药物不慎，也会对胎宝宝发育造成不利影响。那么，孕期应该怎么做，才能让自己远离感冒呢？

注意保暖，防止季节性感冒

冬季气温低，孕妈妈要注意保暖，根据天气的变化及时添加衣服。特别是足部的保暖，十分重要。如果脚部受凉，会反射性地引起鼻黏膜血管收缩，容易受到感冒病毒侵扰。

勤洗手，防止病从口入

孕妈妈要特别注意，在孕期要勤洗手，尤其在碰触了钱、门把手、水龙头等后，要及时洗净双手。如果家中有感冒患者，孕妈妈要避免接触感冒家人使用的碗碟，以免被传染。

少去人群密集的公共场所

要尽量避免前往人群众多的公共场所，防止被传染。去逛超市、看电影，要尽量戴上口罩。

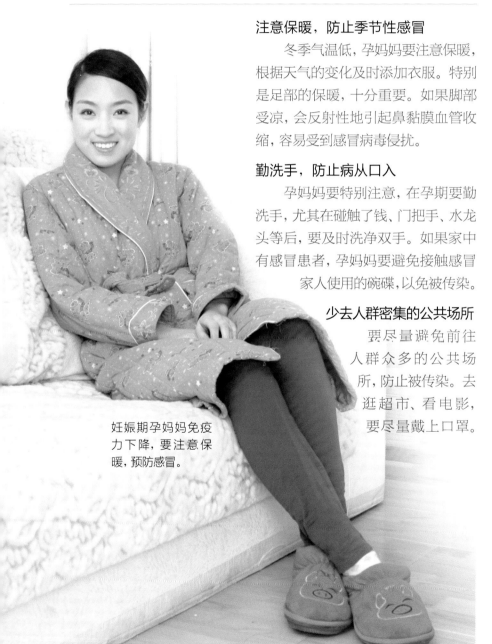

妊娠期孕妈妈免疫力下降，要注意保暖，预防感冒。

专家经验谈

人在情绪低落时免疫功能降低，使人体杀伤病原微生物的能力降低，感冒病毒有机可乘。而愉快的心理因素会刺激体内激素分泌，使人体杀灭病原微生物的能力增强，从而增强自身免疫的抵抗能力。因此，在孕期，孕妈妈要注意休息，调整心态，保持乐观情绪。

在选择口罩的时候，最好买纯棉的或者是棉纱材质的。

保持适宜的室内温度、湿度

一般来说，适宜的室内温度为 17~23℃，适宜的室内湿度为 40%~60%。如果屋内空气干燥，孕妈妈可以用加湿器，增加屋内空气的湿度；住在潮湿之处的孕妈妈，要利用除湿机去除空气中的湿气。

荤素搭配，合理饮食

专家指出，高脂肪、高蛋白、高糖食物会降低人体免疫力，因此，孕妈妈要少吃"三高"食物。在饮食上要荤素搭配，注意营养平衡。

第8周

要对症下药，不要孕期疲劳

许多孕妈妈没有料到，在怀孕的第一个时期会感到非常疲惫，尤其是刚开始极易产生疲倦感。如果怀孕初期的3个月，身体缺乏铁、蛋白质和足够的热量，这种疲倦感会更为强烈。不过不要担心，这种疲倦感是身体在发出自我保护的信息，它要求你更多地休息，保护你的健康。

缓解对策

1.无论如何疲倦，都不要以咖啡、浓茶、可乐、糖果、甜腻的蛋糕来振奋精神。它们给我们的短暂兴奋一过，血糖会直线下降，反而会比之前更加疲倦。况且，它们对腹中小宝宝是有伤害的。

2.量力而行。即使是你以前干惯了的家务活，不舒服的时候也不要勉强去干。准爸爸此时要特别理解孕妈妈，多做些家务，宝宝的出生需要两个人的共同努力。

3.坐着的时候注意抬高脚的位置。晚上早些睡觉，并注意每天进行散步等适当的运动。

缓解疲劳食谱推荐

山药粳米粥

材料：粳米100克，山药200克。

做法：①粳米洗净沥干，山药去皮洗净切小块。②锅中加8杯水煮开，放入粳米、山药煮至沸时稍搅拌，改中小火熬煮30分钟即成。

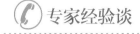

专家经验谈

孕妈妈的精神和情绪，不仅会影响到自己的食欲、睡眠、体力等，还会引起身体内部环境的变化，从而使宝宝的心率、呼吸、胎动等发生变化，从而影响到宝宝性格的形成。所以，孕妈妈在这时要保持一个平和快乐的心境，最大限度地保护胎宝宝，让他健康成长。

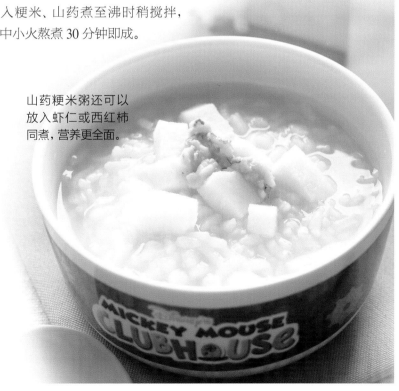

山药粳米粥还可以放入虾仁或西红柿同煮，营养更全面。

孕前准备

孕早期（1~3个月）

孕中期（4~7个月）

孕晚期（8~10个月）

要接受变化，不要拒绝不爱吃的

怀孕会引起口味的变化，这不是孕妈妈主观上能控制的，但偏食会影响正常的营养摄入，损害母子健康。在怀孕初期，要调动各种可能的力量，丰富膳食，保证孕妈妈的合理营养。

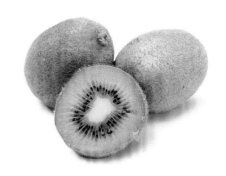

不爱吃菜

●危害：可能会缺各种维生素、膳食纤维及微量元素。

蔬菜是含有抗酸化维生素、膳食纤维、钾、钙等重要营养素的食品源。孕妈妈每天的蔬菜食用量应该在 400 克以上，其中 150 克是黄绿色蔬菜。

●营养补偿方案

日常饮食中多吃富含维生素 C 的食物，如橙子、草莓、弥猴桃等，也可以将它们榨成新鲜的果汁。

早餐增加一份燕麦。燕麦富含铁、B 族维生素及膳食纤维，可以将其加在早餐的牛奶里。此外，也可以吃些全谷物粮食及坚果。补充叶酸并且少量服用一些补充铁质的片剂。

不爱喝牛奶

●危害：可能会缺钙。

牛奶是蛋白质和易吸收钙质的重要食品来源，对胎宝宝的骨骼发育和孕妈妈自身的营养状况有着重大的意义。

●营养补偿方案

酸奶和奶酪。酸奶和奶酪都是由鲜牛奶加工而成的，口味上没有了鲜牛奶的腥味，而且酸奶中还含有乳酸菌，能防治便秘。

每天喝一杯孕妇配方奶粉。市场上为孕妈妈量身打造的配方奶粉有很多种，可依据自己的情况选择。

如果出现了缺钙的症状，可以食用猕猴桃。在水果中猕猴桃的维生素 C 含量最高，而且它还含有 8% 的叶酸。适量吃猕猴桃，有助于防止胎宝宝各类生育缺陷和先天性心脏病。

专家经验谈

羊奶是国际公认的"奶中之王"，比牛奶营养更丰富全面，更易消化吸收。患有乳糖不耐症的孕妈妈，可以考虑选用羊奶来补充钙质。

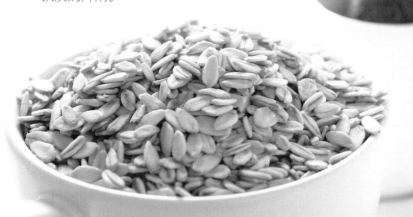

燕麦还有通便作用，有便秘现象的孕妈妈可适当食用。

不爱吃肉

●危害：可能会缺蛋白质。

肉类为我们提供的营养主要是蛋白质，而动物性蛋白质是人体最容易吸收利用的蛋白质。

●营养补偿方案

多吃奶制品和豆制品。

豆类富含植物蛋白质，并且其必需的氨基酸组成与动物性蛋白质相近似，比较容易被人体吸收利用。可以常吃豆腐、豆芽、豌豆、扁豆，平常多榨点豆浆喝。

应该选择全谷物粮食、鸡蛋和坚果。

不爱吃禽蛋

●危害：可能会缺蛋白质、铁、钙及维生素 A、维生素 B_1、维生素 B_2。

蛋类是优质蛋白质(氨基酸组合良好) 的来源，利用率很高。蛋中的脂肪绝大部分含于蛋黄中，而且分散成小颗粒，容易吸收。蛋黄中还含有丰富的钙、铁、维生素 A、维生素 B_1、维生素 B_2、维生素 D 以及磷质等。

●营养补偿方案

多吃点富含维生素 C 的蔬菜和水果，可以增加铁质的吸收。

每天固定吃两份坚果。

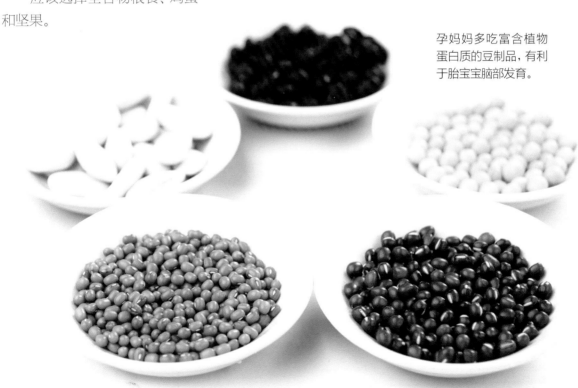

孕妈妈多吃富含植物蛋白质的豆制品，有利于胎宝宝脑部发育。

孕前准备

孕早期 （1~3个月）

孕中期 （4~7个月）

孕晚期 （8~10个月）

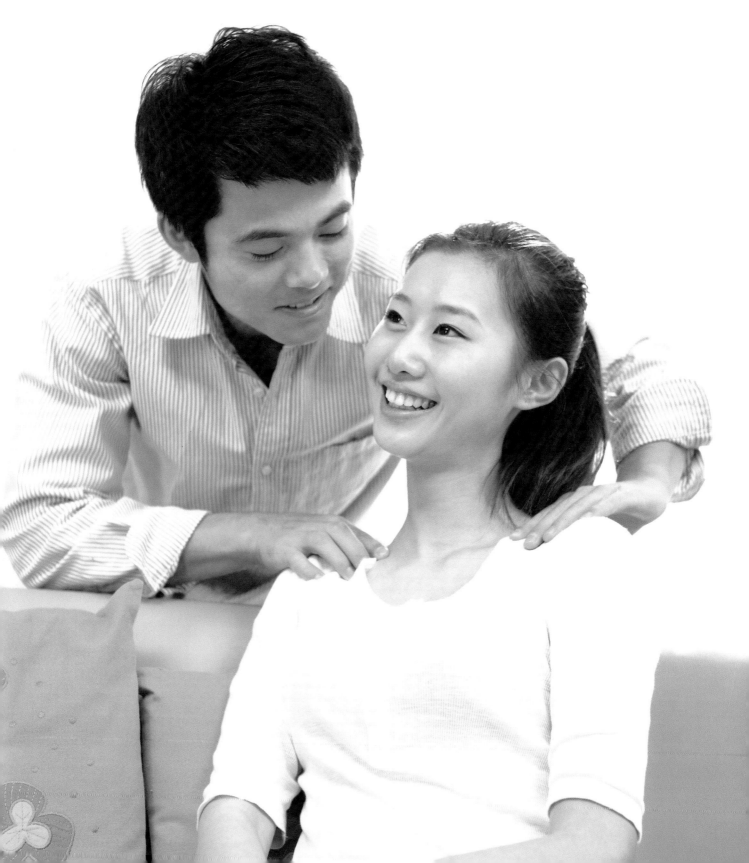

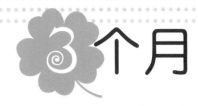

3个月

怀孕第 3 个月，孕妈妈已经见识并适应了怀孕的各种症状。也许你还心里暗自庆幸不过如此。这些苦难相较于宝宝的到来而言，并非如此的不能容忍。但是不能太过大意，本月仍然是胎宝宝最易致畸的时期，谨防各种病毒和化学毒物的侵害依然是孕妈妈要特别注意的事情。早孕反应在第 3 个月会发展到巅峰，先兆性流产也会在此时光顾。

准爸爸课堂：做个好好先生

怀孕只是孕妈妈的事吗？NO！在孕期的生活和保健中，准爸爸同样有着义不容辞的责任，总结起来，应该注意做好以下几方面的工作。

做好后勤服务

怀孕的妻子一个人要负担两个人的营养及生活，身体非常劳累，如果营养不足或食欲不佳，不仅会体力不支，而且严重地影响胎宝宝的发育，所以准爸爸要关心孕妈妈孕期的营养问题，尽心尽力当好孕妈妈和胎宝宝的"后勤部长"。

丰富生活情趣

早晨陪孕妈妈一起到环境清新的公园、树林或田野中去散步；晚上不妨为孕妈妈选几首轻松明快的音乐，并和她一起静静地欣赏。这样，孕妈妈也会感到丈夫温馨的体贴，心情舒畅惬意。

风趣幽默处事

孕妈妈在孕期情绪会不太稳定，因此，特别需要向准爸爸倾诉。这时，准爸爸唯有用风趣的语言及幽默的笑话宽慰及开导孕妈妈，才是稳定孕妈妈情绪的良方。

协助妻子胎教

准爸爸对孕妈妈的体贴与关心，准爸爸对胎宝宝的抚摸与"交谈"，都是生动有效的情绪胎教。创造一个温馨的氛围及和谐的心境，通过孕妈妈的神经递质作用，使胎宝宝得到良好的发育。

做妻子的坚强后盾

告诉她，无论怀孕之后她变成了什么样子，在自己眼里依然是最美的。

在她感觉难受的时候随时递过去一瓣橘子或一个削好的苹果。

如果妻子这时还上班，有条件的最好开车接送她上下班。

去医院做检查，一定要陪着妻子一起去。

多上网搜集一些相关知识，去书店购买一些胎教、怀孕手册，和她共同学习，互为补充。

孕期胎教月月看

孕月	胎教重点
孕 0~1 月	经常散步，听舒心乐曲，调节早孕反应，避免繁重劳动和不良环境。准爸爸应体贴照顾妻子，主动承担家务，常陪妻子消遣，居室环境收拾干净，无吵闹现象，不过量饮酒，不在妻子面前抽烟，节制性生活
孕 1~2 月	散步，听音乐，做孕妇体操，避免剧烈运动，不与狗猫接触，美化环境，排除噪声，情绪调节稳定，制怒节哀，无忧无虑，停止房事，以防流产。准爸爸应主动清理妻子的呕吐物，关心妻子饮食状况，及时为其配制可口的饭菜
孕 2~3 月	做胎儿体操，早晚平躺在床上，腹部放松，手指轻按腹部后拿起，让胎宝宝感觉，每次 5~10 分钟即可。听欢快的音乐或儿歌，并停止剧烈的体育运动、体力劳动、旅行等，日常生活中避免劳累过度，注意安静，预防流产
孕 3~4 月	做胎儿体操，听音乐或哼唱喜欢的歌曲，与胎宝宝轻声说话或念一些诗文，多看一些幽默书籍，以活跃家庭气氛，增进夫妻情趣。胎宝宝进入了急速生长时期，需要充分的营养，要多摄取蛋白质、植物性脂肪、钙、维生素等营养物质
孕 4~5 月	主动轻抚腹部，将耳机音量调到适度，在孕妈妈腹部放 5 分钟左右欢快乐曲，并在每天早晚与胎宝宝打招呼。要少食多餐，多吃猪、牛、鸡等的肝脏及海藻等绿色蔬菜，并开始做一些育儿用品和产妇用品的计划安排
孕 5~6 月	晚 8 点左右，孕妈妈仰卧在床上放松，双手轻轻抚摸腹部 10 分钟左右，增加和胎宝宝的谈话次数，给胎宝宝讲故事、念诗、唱歌、哼曲等。每次开始前，叫胎宝宝的乳名 1 分钟。孕妈妈要充分休息，睡眠要充足，中午要睡一两个小时
孕 6~7 月	帮助胎宝宝运动，给胎宝宝讲画册、色彩及动物的形象、性格特点。准爸爸应多陪妻子散步、做操、听音乐、看电视 (不要看刺激性太强、情节太激烈的)、会朋友、看书画展、玩轻松活泼的游戏等，以缓解压力，增加愉快的气氛

孕月	胎教重点
孕7~8月	帮助胎宝宝运动，准爸爸、孕妈妈要多与宝宝沟通，随时告诉宝宝一些身边有趣的事情，并告诉宝宝你快要出生了，你将降生在一个和谐、幸福的家庭，一个文明、昌盛的时代
孕8~9月	帮助胎宝宝运动，和胎宝宝一起欣赏音乐，较前几个月胎教时间可适当延长，胎教内容可适当增加；孕妈妈应少食多餐，以多营养、高蛋白为主，限制动物脂肪和盐的过量摄入，多吃富含微量元素和维生素的食物
孕9~10月	在各种胎教活动正常进行的同时，孕妈妈应适当了解一些分娩知识，消除害怕心理，保持企盼、愉快的心态。要养精蓄锐，避免劳累，早晚仰卧，练习用力、松弛的方法，为分娩做准备

孕妈妈必选的 10 首胎教音乐

名称	解析
普罗科菲耶夫的《彼得与狼》	不妨想象一下，你腹中的胎宝宝就是音乐中那个勇敢的宝宝
勃拉姆斯的《摇篮曲》	跟宝宝讲话时，配这首乐曲，充分表达妈妈无尽的爱
德沃夏克的《自新大陆》第二乐章	烦躁的时候，不妨听听这首乐曲，或许你的心情会好很多
约纳森的《杜鹃圆舞曲》	特别适合在早晨睡醒后，给慵懒的你倾听
格里格的《在山魔王的宫殿里》	这首乐曲可以让你和宝宝充分感受音乐的力度与节奏
罗伯特·舒曼的《梦幻曲》	在优美的旋律中，你可以尽情享受这份清新与自然
约翰·施特劳斯的《维也纳森林的故事》	让悲伤的你充分感受春天早晨的气息，心情也会快乐起来
贝多芬的F大调第六交响曲《田园》	在细腻的乐曲中享受宁静，脾气暴躁的你会变得心平气和
老约翰·施特劳斯的《拉德斯基进行曲》	这首乐曲让你充分体会到激情澎湃中的无限活力
维瓦尔第的小提琴协奏曲《四季·春》	就算是白雪皑皑的冬天，你也能体验到春的盎然生机

孕前准备

孕早期（1~3个月）

孕中期（4~7个月）

孕晚期（8~10个月）

第9周

要均衡饮食，不要营养缺失

这个月是胎宝宝大脑和骨骼发育的初期，你要注意必需的脂肪酸及钙、磷等无机盐的摄入，还要补充适量的维生素，包括叶酸。

一般来说，孕妈妈无须忌口，要均衡饮食，多吃些蛋类、牛奶、鱼、肉、动物肝脏、豆制品、海带、蔬菜、水果等食物，还应粗细粮搭配。这样，既促进了食欲，增加了孕妈妈本身的营养需求，又为胎宝宝大脑的发育提供了物质基础。同时，适当的体育锻炼也能促进孕妈妈的食欲。

专家经验谈

从现在开始，你需要减少盐的摄入量，因为盐中含有大量的钠。在孕期，如果体内的钠含量过高，会引起或加重水肿，并且使血压升高，甚至引起心力衰竭等疾病。但是长期低盐也会有副作用，正常的情况下你每日的盐摄入量以5~6克为宜。

一日食谱推荐
早餐　醪糟鸡蛋（酒酿鸡蛋）（1个鸡蛋），肉煎饼100克。
加餐　牛奶250毫升，全麦面包2片
午餐　米饭100克，蘑菇炖豆腐100克，凉拌蒜泥莴笋叶100克
加餐　甘蓝苹果汁250毫升，核桃糕50克
晚餐　面食100克，甜椒炒肉100克，乌鸡糯米葱白粥100克，蔬菜适量

醪糟鸡蛋

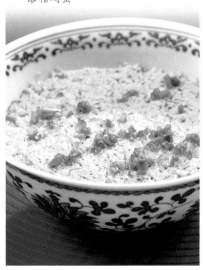

蘑菇炖豆腐

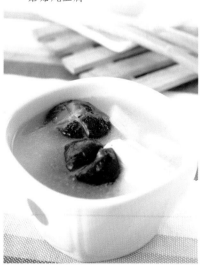

甘蓝苹果汁

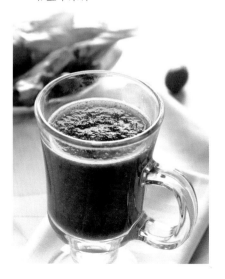

要补钙，不要骨骼发育阻碍

钙是人体必需的常量元素。新生儿体内含钙 25~30 克。成人体内含钙 850~1200 克，相当于体重的 1.5%~2.0%。

钙的生理功能：是牙齿和骨骼的主要成分，二者合计约占体内总钙量的 99%。钙与镁、钾、钠等离子在血液中的浓度保持一定比例才能维持神经、肌肉的正常兴奋性。钙离子是血液保持一定凝固性的必要因子之一，也是体内许多重要酶的激活剂。

孕妈妈摄入量

每天至少要 800 毫克。为保证胎宝宝骨骼的正常发育，又不动用母体的钙，到孕中期以后，孕妈妈要增加到每天 1000 毫克钙，孕晚期更可达 1200 毫克。

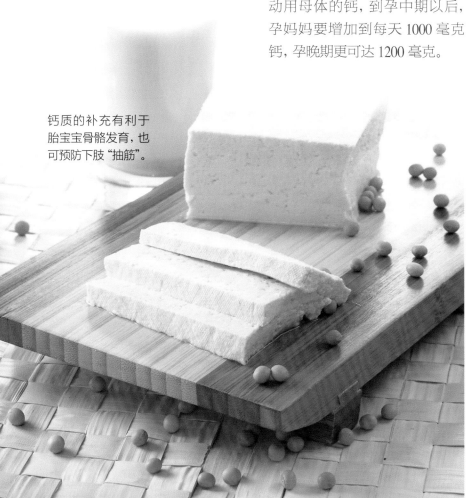

钙质的补充有利于胎宝宝骨骼发育，也可预防下肢"抽筋"。

专家经验谈

钙在肠道内吸收很不完全，食物中的钙 70%~80% 随粪便排出。这主要是由于膳食中的植酸和草酸与钙结合成为不溶解难吸收的钙盐。谷类食物含植酸较高，有些蔬菜，如菠菜、苋菜、竹笋等，含草酸较高。所以补钙，不宜与这些食物同吃。而膳食中的维生素 D、维生素 C、牛奶中的乳糖可促进钙的吸收。

食物来源

奶和奶制品中钙含量最为丰富且吸收率也高。虾皮、芝麻酱、大豆及其制品是钙的良好来源，深绿色蔬菜如小萝卜缨、芹菜叶、雪里红等含钙量也较多。小鱼干及大骨汤也是良好的钙质来源。

豆腐不仅可以补充蛋白质，它还是补钙的佳品，100 克豆腐含有 140 毫克左右的钙，而且吸收率高达 95% 以上。

孕前准备

孕早期（1~3个月）

孕中期（4~7个月）

孕晚期（8~10个月）

补钙推荐饮食单品——奶酪

奶酪是含钙最多的奶制品之一。就钙的含量而言，40克奶酪＝200毫升酸奶＝250毫升牛奶，奶酪中的钙也很容易被人体吸收，因此，奶酪是孕妈妈很好的补钙食品。

奶酪含有丰富的维生素，可促进代谢，加强活力，美化皮肤。奶酪中的乳酸菌及其代谢产物对人体有一定的保健作用，有利于维持孕妈妈肠道内正常菌群的稳定和平衡，缓解孕妈妈孕期出现的便秘和腹泻状况。

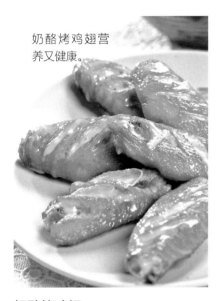
奶酪烤鸡翅营养又健康。

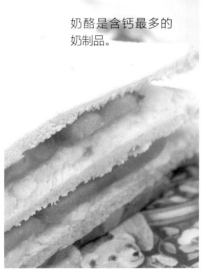
奶酪是含钙最多的奶制品。

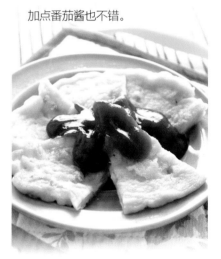
加点番茄酱也不错。

奶酪烤鸡翅

材料：黄油、奶酪各50克，鸡翅6个，盐适量。

做法：①将鸡翅洗净，沿骨头中间划开，用盐腌制2小时。②将黄油放入锅中融化，待油温升高后将鸡翅放入锅中。③用小火将鸡翅彻底煎熟透，然后将奶酪擦成碎末，均匀撒在鸡翅上。

火腿奶酪三明治

材料：法棍面包1个，生菜叶1片，西红柿半个，奶酪、火腿各适量。

做法：①生菜洗净，西红柿洗净切片，火腿切片。②法棍面包横切两半，在面包上依次铺上火腿片、奶酪、西红柿片、生菜即可。

欧式蛋饼

材料：奶酪50克，鸡蛋1个，火腿、蘑菇、洋葱、土豆、盐各适量。

做法：①火腿、蘑菇、洋葱、土豆均切成粒。②将火腿粒、蘑菇粒、洋葱粒、土豆粒放入锅中进行翻炒，至金黄色，盛在碗中。③将鸡蛋放入碗中，并加入撕成小片的奶酪，一同搅匀。④将混合的蛋液放入平底锅中摊成薄饼，两面煎熟后即可起锅。

第 10 周

要宝宝聪明，不要沾染酒精

如果排除遗传因素，怀孕期间喝酒是造成胎宝宝智力不健全的主要原因，因而戒酒是预防胎宝宝弱智的重要途径。

孕期喝酒危害甚于吸烟

孕妈妈经常喝酒，会造成慢性酒精中毒，可使卵子活力减弱或发育异常、胎宝宝智力低下、反应迟钝，特别是中枢神经系统中的大脑发育受影响，形成所谓"胎儿酒精综合征"。

所以，为了维护胎宝宝的健康，孕妈妈要彻底远离酒精。此外，对于含有酒精成分的饮品也要敬而远之，因为这些混在饮料里的酒精也能通过血液的过滤和运送，进入胎盘影响胎宝宝的发育。

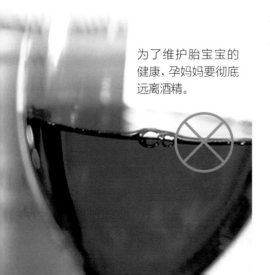

为了维护胎宝宝的健康，孕妈妈要彻底远离酒精。

要宝宝健康，不要靠近香烟

吸烟危害健康，这是众所周知的。如果孕妈妈吸烟，将对胎宝宝构成危害，影响胎宝宝的生长发育。

吸烟危害胎宝宝

1. 会增高自然流产率，因为吸烟会破坏胎盘功能，增加自然流产的概率。

2. 吸烟妈妈所生的婴儿，平均体重低于正常婴儿。

3. 早产的发生与孕妈妈的吸烟有关，怀孕期间吸烟发生早产的概率大。

4. 孕妈妈吸烟会使胎宝宝的死亡率增加。有研究指出，美国每年有 4600 个婴儿死亡的主要原因在于孕妈妈吸烟，而且发生死亡率的高低也与孕妈妈吸烟多少有直接关系。

专家经验谈

三手烟对人体的危害，往往被大家所忽略。三手烟指香烟发散出来，滞留在墙壁、家具、衣服甚至头发和皮肤上的有害微粒和气体，它们能被人体吸收，危害健康。

二手烟等同于吸烟

被动吸烟等于自己吸烟。主动吸烟和被动吸烟对胎宝宝发育过程中所造成的基因突变比率基本一致。

因此，作为准爸爸，在妻子怀孕期间还是把烟戒掉吧。而孕妈妈也不要长期待在烟民较多的公共场所，以免吸入香烟中的尼古丁、一氧化碳或其他的有害物质。

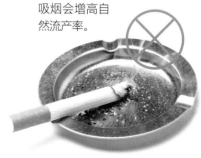

吸烟会增高自然流产率。

孕前准备

孕早期（1~3个月）

孕中期（4~7个月）

孕晚期（8~10个月）

要宝宝安全，不要电磁污染

生物学家指出，电磁波辐射不但可以导致孕妇流产、胎儿畸形，还可导致睾丸生精系统障碍，引起精子数量不足甚至无精症。

国际推荐的电磁公众暴露限值为 5 千伏 / 米。以下是常用家电的电场强度，孕妈妈可以自己测算一下环境中的电场叠加强度。

家用电器	电场强度 (伏 / 米)
立体收音机	180
电熨斗	120
冰箱	120
电烤箱	80
电吹风	80
彩电	60
吸尘器	50
电灯泡	5

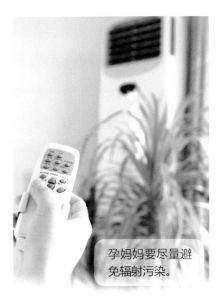

孕妈妈要尽量避免辐射污染。

电子雾污染是慢性杀手

电子雾污染的最大危害还在于，这种时时刻刻围绕在孕妈妈身边的杀手是无形的，看不见、听不到。一般情况下，过量的超强度电磁波强辐射对人体造成急性损害的并不多。大量存在的是日常工作、生活中普通电器带来的低强度电子雾污染。

各种电子设备，如彩电、冰箱、手机等在使用和操作过程中，都有大量不同波长和频率的电磁波释放出来，形成一种电子雾，影响人的神经系统和生理功能。它们虽然释放量极微，但不可不防。

专家经验谈

虽然我们无法逃离充满各种辐射的生活环境，但通过以下方法，孕妈妈还是可以尽量减少辐射污染的。

1. 远离高强度电磁波辐射源，如高压线、变电站、广播电视发射台、中转台等。

2. 家用电器尽量不要集中摆放，免得同时开启，形成超剂量辐射。

3. 家用电器不要长时间操作，不用时不要让它们处于待机状态。

4. 晚上睡觉时不要将手机放在身边。

要安全办公，不要健康威胁

很多孕妈妈这个时候还在上班，写字楼里办公环境优雅、舒适、远离风吹日晒，但孕妈妈有没有想过，装修精美、设备先进的写字楼，其实存在各种各样的危险源。

电脑

电脑开启时，显示器散发出的电磁辐射，对细胞分裂有破坏作用，在怀孕早期会损伤胚胎的微细结构。

解决措施：最好少用电脑，尤其是孕早期。即使是别人操作的电脑，也要与它保持距离。

电话

电话听筒上 2/3 的细菌可传给下一个拿电话的人。如果办公室里有人患感冒，疾病就会在办公室里蔓延开来，很可能殃及你和你腹中的宝宝。

解决措施：勤快一点，经常用酒精擦拭听筒和键盘。

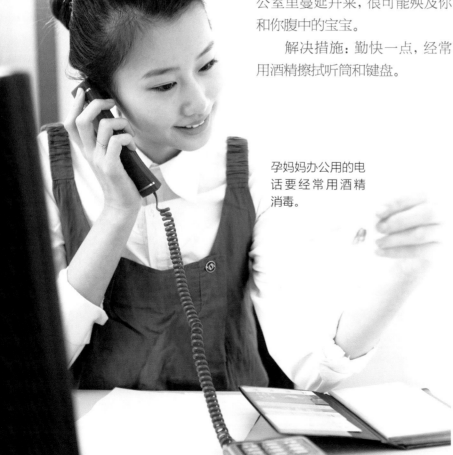

孕妈妈办公用的电话要经常用酒精消毒。

专家经验谈

平时多吃一些富含维生素 C 的新鲜蔬菜和水果，比如青椒、胡萝卜、柑橘、草莓、猕猴桃、橄榄和动物的肝脏等。维生素 C 有利于调节人体电磁场的紊乱状态，增强机体防御功能，起到减少电子雾侵害的作用。

空调

长期在空调环境里的人容易有头痛和血液循环方面的问题，而且特别容易感冒。担负着两个人健康责任的孕妈妈，要特别小心。

解决措施：定时开窗通风。尽量每隔 2 小时到室外待一会儿，呼吸一下新鲜空气。

复印机

由于复印机的静电作用，空气中会产生出臭氧，启动时，还会释放一些有毒气体，有些过敏体质的孕妈妈会因此咳嗽、哮喘。

解决措施：减少与复印机打交道，平时适当增加含维生素 C 的饮食。

孕前准备

孕早期（1~3个月）

孕中期（4~7个月）

孕晚期（8~10个月）

第 11 周

要健康生活方式，不要不良生活习惯

频繁的性生活

妊娠期胎盘逐渐发育，频繁的性生活会使子宫经常受压迫；性高潮引起子宫收缩次数过多，容易造成羊膜炎，使羊膜弹性减弱，引起流产或早产；频繁性生活还易导致阴道细菌感染。

长时间上网

怀孕早期的孕妈妈，每周上网20小时以上，流产率增加80%，生出畸形儿的概率也大大增加。如果工作需要必须使用电脑，孕妈妈要注意电脑与座椅的高度适当，要让自己感到舒适，以利于腹中胎宝宝的健康发育。

染发、烫发

染发、烫发剂中含有大量的化学刺激物，有毒的化学物质一旦通过血液循环到胎盘中，有可能使胎宝宝畸形、智力低下等，孕妈妈应尽量避免烫发、染发。

妊娠期性生活要节制。

要音乐陶冶身心，不要噪声妨害健康

噪声的危害

噪声严重的情况下，会影响胎宝宝的正常发育。85分贝以上（重胎型卡车音响是90分贝）的强噪声，会对胎宝宝产生不良影响。

噪声还会使孕妈妈内分泌腺功能紊乱，从而使体内各种激素水平失衡，引起子宫强烈收缩，导致流产或早产。

给宝宝听什么

妈妈有节律的心音、温柔的说话声音是宝宝最动听的音乐，规律的肠蠕动声也会给胎宝宝以稳定的感觉。同时，胎宝宝对爸爸低沉宽厚的声音也非常喜欢。此外，听好的音乐能带给孕妈妈和胎宝宝愉悦的心情，而且也是稳定情绪的好办法。

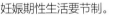

要注意交通安全，不要忽略安全隐患

这个阶段是胚胎发育的关键时期，过度的劳累会使流产的危险增加。俗话说，在家千日好，出门一日难。孕妈妈更要注意出门在外的安全。

合理选择交通工具

孕妈妈也不能整日待在家里，尤其是上班的孕妈妈，更得每日往返在路上。有时候可能还得到外地出差，这个时候不同往日，要认真选择合适的交通工具。

汽车是短途交通比较好的选择。注意选择车况较好、整洁卫生、人不太多的大巴士。

火车是长短途交通都比较适合的交通工具。一方面车行平稳，车厢宽松，可以随时走动，另一方面也有卫生间等设施，对孕妈妈来说更方便。如果有条件的话可以乘坐软座，软座车厢人比较少，座位也更舒适。

对于长途旅行来说，飞机无疑是更好的选择，能使旅程时间大大缩短，孕妈妈还可以得到更周全的照顾。

孕妈妈最好不开车

专家建议，从母婴健康及交通安全的角度考虑，孕妈妈在孕期不适宜开车。

● 怀孕期间，由于孕激素的影响，孕妈妈们的脑细胞会发生一些水肿，使孕妈妈的反应变得迟钝，此时开车会带来很多不安全因素。

● 开车时，孕妈妈一直坐在座位上，骨盆和子宫的血液循环不好。

● 车内多为密闭环境，空气质量差，不利于胎宝宝发育。

● 遇到紧急刹车时，方向盘容易冲撞腹部，引起子宫收缩。

 专家经验谈

怀孕前期不适合旅游，这不仅是劳累和增加感染概率的问题，孕妈妈在前3个月往往早孕反应比较厉害，精神和胃口都不佳，可能没有心情去欣赏美景。

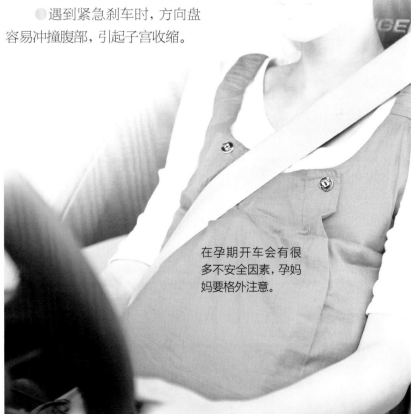

在孕期开车会有很多不安全因素，孕妈妈要格外注意。

孕前准备

孕早期（1~3个月）

孕中期（4~7个月）

孕晚期（8~10个月）

第 12 周

要科学应对，不要放任孕吐

　　在怀孕早期，一般女性都会有轻度择食、食欲不振、厌食、轻度恶心、呕吐、头晕及倦怠等症状，这些症状在清晨更易出现，这就是妊娠反应。妊娠反应一般在停经五六周出现，以后逐渐明显，在停经 12 周前自行消失。对生活和工作影响不大，无须特殊治疗。

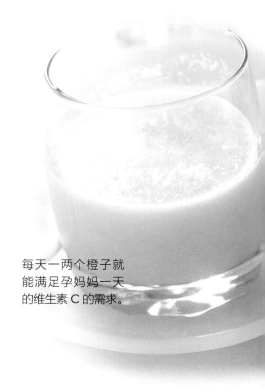

每天一两个橙子就能满足孕妈妈一天的维生素 C 的需求。

孕吐的原因

　　有关妊娠反应产生的原因有各种各样的说法。有的认为妊娠反应与人绒毛膜促性腺激素的作用有关，也有人认为妊娠反应与植物神经功能失调有关，甚至还有人认为妊娠反应是胎盘产生的毒素或精神方面的原因引起等。孕期维生素 B_6、锌、铁、叶酸的缺乏会加重妊娠反应。

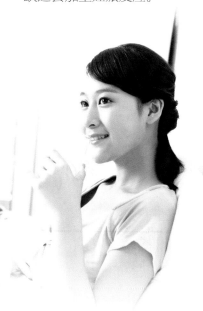

孕吐的解决办法

　　1. 少食多餐。选择清淡可口和易消化的食品，如烤面包、饼干、大米或小米稀饭及营养汤粥。干食品能减轻恶心、呕吐症状，稀饭能补充因恶心、呕吐失去的水分。

　　2. 为了克服晨吐症状，早晨你可以在床边准备一杯水、一片面包，或一小块水果，它们会帮孕妈妈抑制强烈的恶心。

　　3. 有时会由于唾液积存使恶心加重，喝点柠檬汁可缓解。

　　4. 如果刷牙的时候恶心加重，换一个牌子的牙膏试试。

　　5. 恶心时喝一些姜汁或含一点姜片可能会管用。

　　6. 身心放松很重要。妊娠反应是生理反应，多数孕妈妈一两个月就会过去，因此要以"向前看"的心情度过这一阶段。

 专家经验谈

　　有些严重的妊娠反应可以表现为妊娠剧吐，如反复呕吐，喝水也照吐不误。如果严重呕吐和长期饥饿，机体便消耗自身脂肪，使其中间代谢产物——酮体在体内聚集，引起脱水和电解质紊乱，此时，孕妈妈就要及时就医。

要注重细节，不要大意流产

怀孕是一个特殊的生理时期，孕妈妈应该做到哪些，才可以保证自己和胎宝宝的健康呢？

重视先兆流产

流产是指妊娠 28 周内，由于某种原因而发生妊娠终止的现象。

流产最主要的信号就是阴道出血和腹痛（主要是因为子宫收缩而引起腹痛）。如果孕妈妈发现自己阴道有少量流血，下腹有轻微疼痛或者感觉腰酸下坠，这可能就是流产的前兆。

这时孕妈妈也不必太过紧张，最好的方法就是卧床休息，如果情况没有改善，反而严重，则需要及时就医。

生活有规律

起居以平和为上，如早晨多吸新鲜空气，适当地活动，每日保证 8 小时睡眠，条件允许可午睡。既不要过于贪睡，也不可太劳累。养成每日定时排便的习惯，保证大便通畅，但应避免用泻药。

保持心情舒畅

妊娠期精神要舒畅，避免各种刺激，采用多种方法消除紧张、烦闷、恐惧心理，以调和情志。

选择合适的饮食

选食富含各种维生素及微量元素的食品，如各种蔬菜、水果、豆类、蛋类、肉类等。而可能引起流产的薏米、山楂、螃蟹、甲鱼尽量不吃。

注意个人卫生

多换衣，勤洗澡，但不宜盆浴、游泳。特别要注意阴部清洁，防止病菌感染。衣着应宽大，腰带不宜束紧。平时应穿平底鞋。

专家经验谈

一般而言，正常的孕妈妈不会有阴道出血并伴有腰痛，如果出现这种情况多为先兆流产的征兆，应引起重视，及时治疗。如出血量超过月经，更是不正常的。如果伴有组织物排出，应立即去医院，并把阴道排出的组织物一并带去。

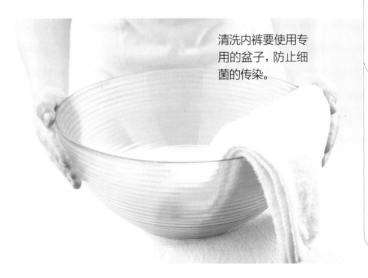

清洗内裤要使用专用的盆子，防止细菌的传染。

要轻运动，不要久卧

许多孕妈妈在孕期常会感到腰背痛，这是由于日趋增加的体重改变了孕妈妈的身体重心。为了让身体重新获得平衡，孕妈妈只能将身体后倾，而这种姿势加重了腰背部的韧带和脊柱的负荷，从而导致腰背痛。此时，孕妈妈不妨躺在床上做一做"床上运动操"，缓解一些疲惫，还能促进身体的健康。

缓解腰背痛的床上运动

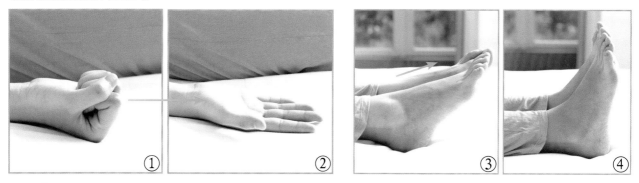

1 仰卧，放松。手掌握紧，如图①，再慢慢打开，如图②。

2 脚轻轻往前压，如图③，再慢慢复原，如图④。

功效：这两个动作可促进血液循环。

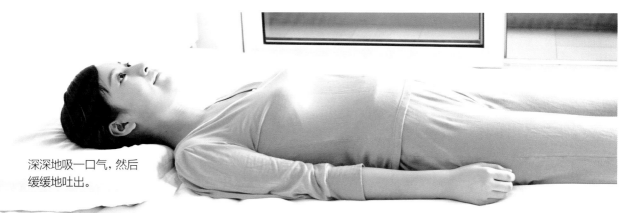

深深地吸一口气，然后缓缓地吐出。

3 呼吸：躺在床上做深呼吸，深深地吸一口气，缓缓地吐出。吸气时手伸直反扣，脚用力并拢，呼气时全身放松。或者两臂紧贴头部，手伸直反扣，脚并拢，同样做深吸缓吐动作。吸气时全身拉直，吐气时膝盖放松。

功效：保持身体高含氧量，提高内脏运作效率。

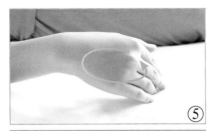
⑤

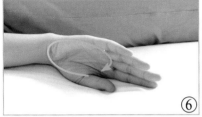
⑥

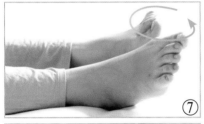
⑦

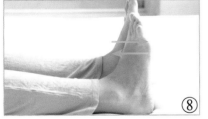
⑧

4 从不同方向转动手腕、脚踝，如图⑤⑥⑦⑧。

功效：活动关节，促进血液循环。

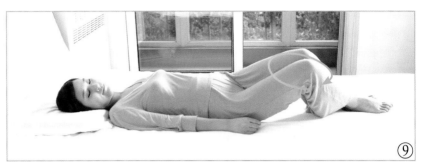
⑨

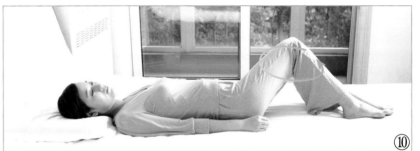
⑩

5 两手伸直，两腿并拢，两膝弯曲，慢慢移动两腿从左侧到右侧，如图⑨，每次两腿转到半途时将背部轻压床面，换另一侧，如图⑩，反复几次即可。

功效：放松腰背部。

 专家经验谈

孕妈妈运动需要注意的问题：

1.活动前多喝水。喝水多，活动时出汗多，体热散得快，体温不会升高。

2.运动前先做准备活动，使全身关节和肌肉活动开。

3.活动时衣着要宽松舒适，要穿运动鞋、戴胸罩。

4.运动过程中，如出现眩晕、恶心、局部疼痛、感觉极度疲劳等症状，应立即停止活动。如出现阴道分泌物增多或出血，需立即去医院。

孕前准备

孕早期（1~3个月）

孕中期（4~7个月）

孕晚期（8~10个月）

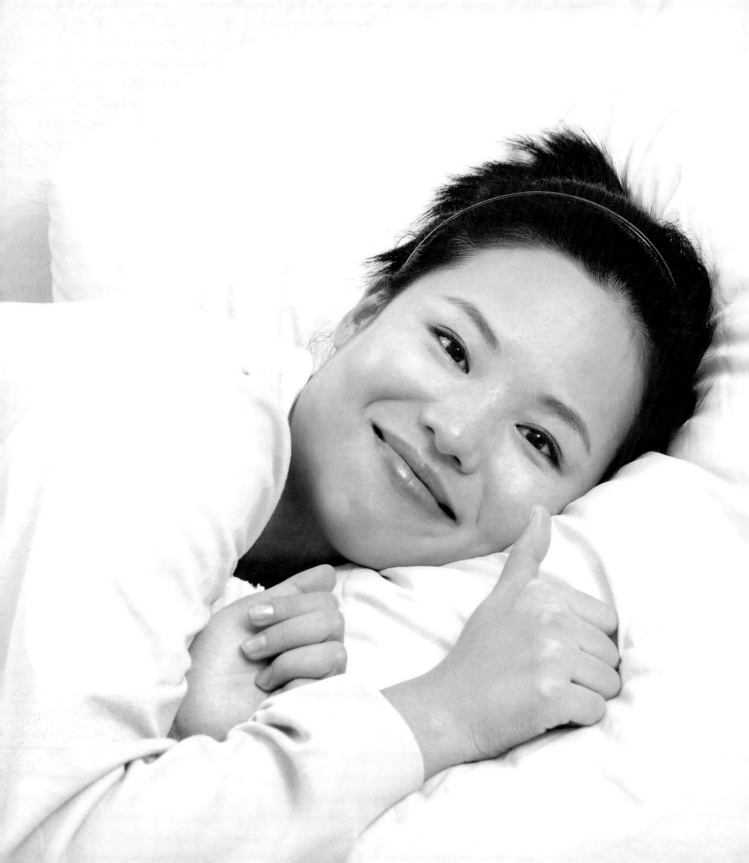

这个月宝宝会通过脐带从胎盘中吸收成长所需的营养，他开始尝试着做各种表情和动作，也可以在羊水里"呼吸"。孕妈妈的早孕反应将慢慢消失，此时你可以开始充分享受做妈妈的快乐和骄傲了。

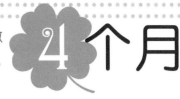

准爸爸课堂：做称职的"保镖"

孕妈妈疲于应对各种新生状况，准爸爸该怎么做呢？除了继续做好优质的后勤服务外，为了母子的健康，准爸爸还必须担当起"保镖"的重任，在孕妈妈容易忽视的细节上，仔细检查，保证安全。

防范内容	危险事项	安全等级			
		禁止接触	允许偶尔接触	允许经常接触	允许天天接触
生活方式	粉刷房间、搬动家具	✓			
	趴着睡觉	✓			
	平躺着睡		✓		
	洗牙			✓	
	打保龄球	✓			
	穿有钢丝的胸罩	✓			
	做面部护理			✓	
	染发、烫发	✓			
	使用按摩椅	✓			
	使用香薰油	✓			
	使用口红等化妆品		✓		
食品安全	喝酒	✓			
	喝绿茶		✓		
	吃巧克力		✓		
	吃方便食品		✓		
	吃没有熟透的蛋或肉	✓			
	吃烧烤、喝咖啡	✓			
用药、医疗安全	打流感疫苗	✓			
	服抗过敏药	✓			
	做X光透视	✓			
	补牙		✓		

胎宝宝器官系统发育与所需营养素

妊娠周数	胎宝宝器官系统发育	所需营养素	食物来源
5 周	神经系统和循环系统开始分化	脂肪、蛋白质、钙、维生素 D	牛奶、鱼、蛋、干果
7 周	面部器官开始发育，手臂和腿萌出嫩芽	蛋白质、钙、铁、铜、维生素 C	鱼、蛋、红绿色蔬菜、动物内脏
9 周	上肢和下肢的末端出现了手和脚	镁、钙、磷、铜、维生素 A 和维生素 D	蛋、牛奶、乳酪、鱼、黄绿色蔬菜
12 周	脑细胞增殖，肌肉中的神经开始分布	脂肪、蛋白质、钙、维生素 D	牛奶、鱼、蛋、干果
15 周	骨骼正在迅速发育，可以做许多动作和表情	钙、磷、维生素 D、维生素 B_1 和维生素 B_2、维生素 A	胚芽米、麦芽、酵母、牛奶、动物内脏、蛋黄、胡萝卜、豆类制品
18 周	循环系统、泌尿系统开始工作，肺部发育，听力形成	蛋白质、铁、维生素 A	牛奶、蛋、肉、鱼、豆类、黄绿色蔬菜
20 周	视网膜开始形成，对强光有反应，大脑功能分区	蛋白质、亚油酸、钙、磷、维生素 A	动物肝、蛋、牛奶、乳酪、鱼、黄绿色蔬菜、干果
23 周	视网膜形成，乳牙的牙胚开始发育	维生素 A、钙、磷、维生素 D	动物肝、蛋、牛奶、乳酪、黄绿色蔬菜
26 周	听力发展，呼吸系统正在发育	蛋白质、钙、维生素 D	蛋、牛奶、海产品、豆类、鱼、红绿色蔬菜
28 周	外生殖器官发育，听觉神经系统发育完全，脑组织快速增殖	蛋白质、维生素 A、B 族维生素	动物肝、蛋、牛奶、乳酪、黄绿色蔬菜、鱼
32 周	肺和消化系统发育完成，身长增长趋缓，体重迅速增加	蛋白质、脂肪、碳水化合物、B 族维生素	蛋、肉、鱼、牛奶、绿叶蔬菜、糙米
36 周	各组织器官发育接近成熟，开始长出胎发	蛋白质、脂肪、碳水化合物	蛋、肉、鱼、牛奶、土豆、玉米
40 周	双顶径大于 9 厘米，足底皮肤纹理清晰	铁、碳水化合物	蛋黄、牛奶、动物内脏、绿叶蔬菜

要补铁，不要贫血

铁是人体必需的微量元素之一，在体内有重要的生理功能。和其他微量元素相比，它对人的生命和健康具有更直接更敏感的影响。铁参与血红蛋白、肌红蛋白、细胞色素及许多酶的合成，并在氧的运输及传递中起重要作用。缺铁除导致贫血外，还会使运动能力降低、体温调节不全、智能障碍、免疫力下降等。

孕期缺铁，一是由于女性在怀孕过程中生殖系统发生巨大变化，母体血容量增加，所以需要补充大量的有形成分（如血细胞）；二是胎宝宝的发育也需要从母体补充铁。因此，孕妈妈要注意补铁，如需药物补铁，则要在医师指导下进行，过量的铁会影响锌的吸收利用。

孕妈妈铁的摄入量

孕妈妈在孕 4~6 个月，平均应摄入 25 毫克 / 天；孕 7~9 个月，应摄入 35 毫克 / 天；产前及哺乳期，摄入 25 毫克 / 天。

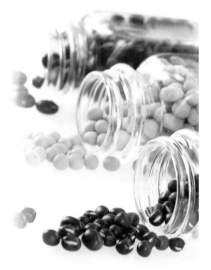

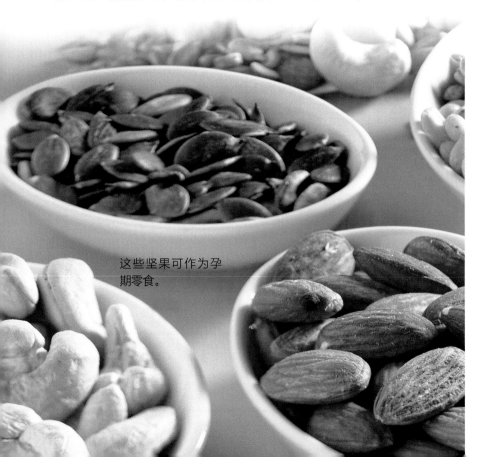

这些坚果可作为孕期零食。

食物来源

动物肝脏、动物血、瘦肉；红糖、干果、蛋、豆类；桃、梨、葡萄等水果以及菠菜等绿色蔬菜都是补铁的好食物。

 专家经验谈

植物中的植酸、草酸、膳食纤维，茶与咖啡、牛奶中的蛋白质会抑制铁质的吸收。补充铁要注意不与其同食。另外，尽量使用铁锅、铁铲做饭，铁离子会溶于食物中，易于肠道对铁的吸收。

孕前准备

孕早期（1~3个月）

孕中期（4~7个月）

孕晚期（8~10个月）

补充多种维生素推荐饮食单品——小米

每 100 克小米中含蛋白质 9.2~14.3 克，脂肪 3~4.6 克，还富含维生素 B_1、维生素 B_2 及维生素 A 等多种维生素，并含有微量元素硒。因此，小米是孕妈妈的饮食佳品。

小米的味道很好，且容易消化，最好的制作方式是熬粥。小米粥要好吃，还要加入适量粳米、糯米，与小米一起熬煮才能使小米粥浓稠香黏。更讲究一点的还可加入麦片以增加粥的口感；放一些黄米可使粥质地黏稠、色泽诱人。

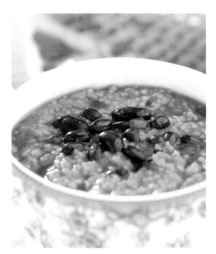

双豆小米粥

材料：黑豆、红豆各 30 克，小米 80 克。

做法：①将黑豆、红豆均洗净，用水浸泡；淘净小米。②锅内盛水六成满，大火煮沸后，将黑豆、红豆、小米入锅。③水再次煮沸时，调至小火，煨 30 分钟即可。

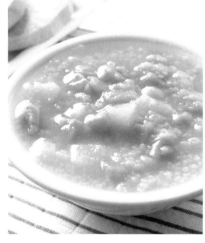

小米红薯山药粥

材料：红薯 1 个，山药 1 根，小米 100 克。

做法：①将红薯和山药分别洗净，切块；小米洗净。切山药前把手在稀释过的醋中浸泡一下可以防止手痒。②锅中加适量清水，烧开后放入小米、红薯和山药，一同煮至熟烂即可。

小米蒸排骨

材料：猪排骨 500 克，小米 150 克，菜籽油、料酒、冰糖、甜面酱、豆瓣酱、盐、葱、姜、香油各适量。

做法：①排骨洗净，斩成 4 厘米长的段。豆瓣酱剁细，姜切末，葱切花，小米淘洗干净后待用。②排骨加豆瓣酱、甜面酱、冰糖、料酒、盐、姜末、菜籽油拌匀，装入蒸碗内，然后在排骨上面铺上小米，上笼锅用大火蒸熟，取出扣入圆盘内，撒上葱花。③锅置火上，放入香油烧至七成热起锅，淋于葱花上面即成。

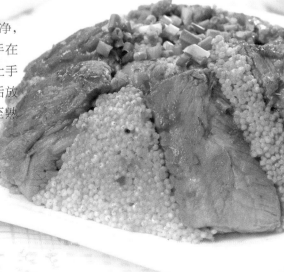

第14周

要成长，不要烦恼

胎宝宝能做很多动作了

胎宝宝看上去更像一个漂亮娃娃了，有些宝宝头顶上开始长出细细的毛发，眉毛依稀可见。此刻，他已开始做许多动作，双手握紧、眯着眼睛斜视、皱眉头、做鬼脸、吸吮自己的大拇指等，这些动作能帮助他更好地锻炼大脑。

孕妈妈的早孕症状开始减轻

这个月，流产的危险性已经减小，早孕症状也开始减轻，晨吐趋于平静，胃酸代替了恶心。由于体内雌激素水平较高，阴道和宫颈的分泌物开始增多。正常的分泌物应是白色、稀薄、无异味的，如果分泌物有异常，应及时去医院检查。

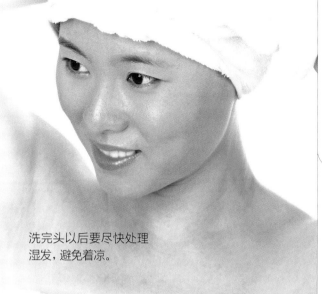

洗完头以后要尽快处理湿发，避免着凉。

要护发，不要刺激

怀孕了，孕妈妈身体的各部分都会发生变化，头发也不例外。但孕期在保护秀发时不宜多洗、吹风，可以常用梳子梳理头发，改善脑部的血液循环。

孕妈妈的皮肤十分敏感，为了防止刺激头皮影响到胎宝宝，孕妈妈要选择适合自己发质且性质比较温和的洗发水。怀孕前用什么品牌的洗发水，如果发质没有因为激素的改变而发生太大的改变，就继续沿用。

短发的孕妈妈头发比较好洗，可坐在高度适宜、让膝盖弯成90°的椅子上，头往前倾，慢慢地清洗。长发的孕妈妈则最好坐在有靠背的椅子上，请家人帮忙冲洗。

> ### 📞 专家经验谈
>
> 洗完头后，如何处理湿发也是孕妈妈的困惑之一。其实，干发帽、干发巾就可以解决这个问题。戴上吸水性强、透气性佳的干发帽，很快就可以弄干头发。不过，要注意选用抑菌又卫生、质地柔软的干发帽或干发巾。

孕前准备

孕早期（1~3个月）

孕中期（4~7个月）

孕晚期（8~10个月）

要正确姿势，不要腰酸腿痛

随着腹部一天天大起来，孕妈妈时常会感到身体疲惫，行动也越来越不灵便。如果在生活中采取不正确的动作，或是不注意保持正确姿势，就更会加重腰酸腿痛，而且也容易出意外。所以，孕妈妈要学习一些适合于自己的安全动作。

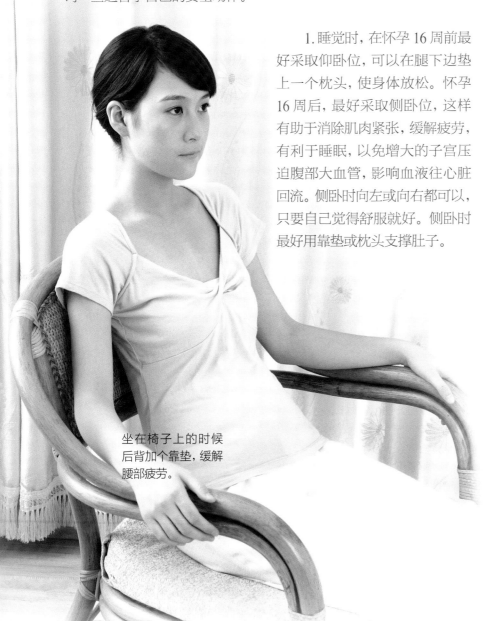

坐在椅子上的时候后背加个靠垫，缓解腰部疲劳。

1.睡觉时，在怀孕16周前最好采取仰卧位，可以在腿下边垫上一个枕头，使身体放松。怀孕16周后，最好采取侧卧位，这样有助于消除肌肉紧张，缓解疲劳，有利于睡眠，以免增大的子宫压迫腹部大血管，影响血液往心脏回流。侧卧时向左或向右都可以，只要自己觉得舒服就好。侧卧时最好用靠垫或枕头支撑肚子。

2.坐下时，最好选择带靠背的椅子，要深深地坐在椅子上，上半身伸直，舒舒服服地靠在椅背上。椅子高度以使髋关节和膝关节呈直角为宜，大腿要与地面平行。切不可坐在椅子边上，尽量往里边坐。

3.从地上拾东西时，要先弯腰屈腿蹲下，蹲稳了再拾东西，然后伸直双膝站起。拾东西时注意不要压迫肚子，不可采取不弯膝盖、只是斜着上身去拾东西的姿势，这样容易摔倒。

4.搬动较轻的东西时，应该先弯腰屈腿蹲下，将东西靠在身上再站起来。避免直直地弯下身体去搬东西，这样会增加腹部压力，还会引起腰痛。

第 15 周

要阳光心态，不要心理障碍

进入孕中期以后，孕妈妈保健的重点应在于通过生活、工作和休息的适当调整，保持良好的心理状态。

避免心理上过于放松

身体状况的安定，可能会导致孕妈妈精神上的松懈，但这时并不一定就平安无事。如由于怀孕造成各个系统的负担，可能加重原有的心脏、肾脏、肝脏等病情，也可能会出现各种病理状况。所以，这个时期也要定期到医院接受检查。

减轻对分娩的恐惧

虽然孕中期距分娩时间尚有一段距离，但有些孕妈妈会从这时就开始惶恐不安。其实，分娩无痛苦是不可能的，但过分恐惧并不是好办法，孕妈妈应通过学习一些分娩的知识，尽量消除这种恐惧心理。

要锻炼，不要病痛

锻炼不仅可以增强孕妈妈的抵抗力，还能增强机体的力量和柔韧性，帮助孕妈妈应付身体承受的额外负担，使身体逐渐适应妊娠和分娩的需要。

● 怀孕期间身体分泌出的某些激素会促使腰部和骨盆处的韧带变得松软，这也是怀孕期间你会感到腰部和其他地方疼痛不舒服的原因。锻炼会增强身体的柔韧度，减轻腰部和骨盆的疼痛，还有助于你在分娩时变换姿势。

● 怀孕期间，静脉血管和脚踝肿胀，锻炼可以加速血液循环，有助于缓解这一问题。

● 锻炼还将提高心脏、肺和肌肉的适应力，促进氧气输送到子宫、胎盘和胎宝宝等身体各个部位。

● 通过锻炼，肌肉的强度也会增强。肌肉的力量对于骨盆和腹部都有支撑作用，分娩时离不开肌肉的力量。

● 增强身体的协调能力和平衡能力。怀孕期间，身体的重心会发生变化，导致脊柱严重变形。锻炼将有助于你调整身体的平衡，并改善你的姿势。

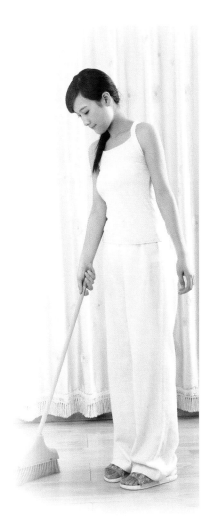

● 缓解紧张情绪。锻炼对缓解压力、减轻疲劳非常有效，能够促进睡眠和身心的放松。

孕前准备

孕早期（1~3个月）

孕中期（4~7个月）

孕晚期（8~10个月）

要食品把关，不要病从口入

对胎宝宝有害的食物

●罐头食品：罐头食品在制作过程中都会加入一定量的添加剂，如人工合成色素、香精、防腐剂等，孕妈妈食入过多则对健康不利。另外，经高温处理后，罐头食品中的维生素和其他营养成分都已受到一定程度的破坏，营养价值并不高。

●巧克力：过多食用巧克力会使孕妈妈产生饱腹感，因而影响食欲，其结果是身体发胖，而必需的营养却缺乏。

●味精：味精的主要成分是谷氨酸钠，血液中的锌与其结合后便从尿中排出，味精摄入过多会消耗大量的锌，导致孕妈妈体内缺锌。

●腌制酸菜：酸菜类食物的营养在腌制过程中几乎完全被破坏掉。更为严重的是，它含有致癌物质亚硝酸盐，同时还会影响胎宝宝的正常生长发育。

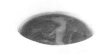

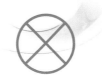

怀孕期间不可以喝咖啡。

●咖啡和可乐型饮料：咖啡和可乐的主要成分为咖啡因、可乐宁等生物碱。咖啡因和可乐宁是一种兴奋中枢神经的药物，会导致中枢神经系统兴奋，表现为躁动不安、呼吸加快、肌肉震颤、心动过速，及失眠、眼花、耳鸣等。胎宝宝对咖啡因尤为敏感。

●浓茶：孕期饮浓茶，不仅易患缺铁性贫血，由于浓茶内含有咖啡因，还会增加孕妈妈的心跳和排尿次数，增加心脏和肾脏负担。

●辣味：芥末、山俞菜、辣椒、咖喱等辛辣的食品有刺激作用，食用过多会刺激肠胃，严重的还可能流产、早产。

⚫ **专家经验谈**

街上商贩自酿的酒或果汁，未经高温消毒，很可能含有大肠杆菌等细菌，最好不要购买食用。也不要吃生的苜蓿芽、萝卜芽或绿豆芽。此外，河水、湖水和溪水中钓来的鱼，可能含有细菌或受过化学污染，也最好不吃。

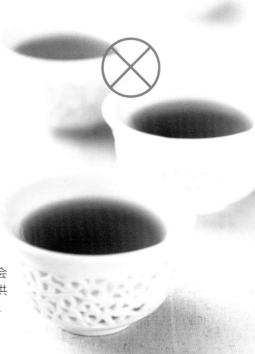

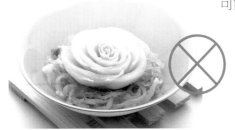

孕妈妈饮茶过多，会使胎宝宝因母休供血不够而体重减轻。

第16周

要顺畅，不要便秘

很多人在做了妈妈以后，提到孕期便秘仍然会心有余悸。没有经历的人绝对想象不到它是怎样影响着整个孕期生活乃至情绪的。

为什么会便秘

由于孕期体内高水平黄体酮的影响，使得肠管松弛，使废物在穿过肠管时非常缓慢。另外，增大的子宫挤压肠管也会造成便秘。孕期运动量减少也是原因之一。

应对便秘

便秘会增加肠内的毒素，不利于机体代谢，影响身体健康。

1. 多吃含膳食纤维的食物，如谷物的糠、水果、蔬菜。

2. 喝足够量的液体，如水、牛奶、果汁。

3. 进行有规律的锻炼，加强肠管的蠕动。养成每天固定时间排便的习惯。

要预防，不要痔疮

为什么患痔疮

痔疮的实质是直肠静脉曲张。妊娠期间由于胎宝宝一天天长大，子宫也随之膨大，盆腔器官的血管充血增多，因而增加了腹腔内压，压迫和阻碍了静脉回流；加之性激素的扩张作用推动，使扩张的静脉更加膨胀。

应对痔疮

1. 不吃辛辣食物，如胡椒、花椒、生姜、葱、蒜等。不吃油炸食物，少吃不易消化的食物少吃，多吃富含膳食纤维的蔬菜和水果，如菠菜、木耳、黄花菜以及苹果、香蕉、桃、梨等。

2. 每天应散步、做孕期体操，保持作息规律。

3. 避免长时间坐着，以减轻对局部的压迫。

4. 有规律地进行盆底肌锻炼，有利于改善盆部血液循环。

5. 如果肛门有异物感、出血和便秘症状加重、排便时疼痛，需要及时就诊。

专家经验谈

便秘会加速痔疮，这也是为什么有些孕妈妈整个孕期都好好的，但是在分娩前一周还会有痔疮出现。所以孕期防止便秘，能有效避免痔疮。

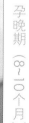

人体所需要的7大营养素中，除了纤维素之外，其余的营养元素鸡蛋中全有。

孕前准备

孕早期（1~3个月）

孕中期（4~7个月）

孕晚期（8~10个月）

要消气，不要胀气

在不合时宜的场合打嗝或排气是令人非常尴尬的事，但对孕妈妈而言却是难免的。在怀孕到了中期以后，孕妈妈会发觉肚子发胀，这是黄体酮副作用的结果。而且怀孕中后期子宫变大，压迫到肠道，使得肠道不容易蠕动，造成里面的食物残留在体内发酵，也易形成气体。

对胎宝宝的影响

孕妈妈胀气对胎宝宝并无大碍，只是有些小的影响而已。此时，孕妈妈因为胃胀气的不适，吸收能力比较差，也会变得挑食，使得胎宝宝吸收不到足够的营养。

蔬果里含的大量膳食纤维，可帮助孕妈妈减轻肠胃不适。

4种消气法

●多餐少量。避免胀气的第一步，要从饮食入手。专家认为，胀气时，如果再吃下很多食物，就会造成胃部工作量过大而更胀。因此，可采取一天吃6~8餐的方式进食，少吃不好消化的流质食物，最好选择半固体的食物，如奶酪等。

●多吃含膳食纤维的食物。蔬菜、水果可以多吃一些。像豆类这些容易产生气体且容易使肠胃不适的食物，也不要过多摄取。

●多喝开水。如果大肠内粪便一直堆积，胀气就会更加严重，所以必须要有足够的水分，促进排便。建议孕妈妈多喝温水。此外，刺激性的饮料要避免，汽水、咖啡、茶等都要少喝。

●多散步。散步也是促进肠蠕动的好方法，只要是身体健康、正常，没有早产危险的孕妈妈，都可以在饭后30分钟至1个小时后，到外面散步20~30分钟。

要好弹性，不要妊娠纹

妊娠纹的产生是粗暴的、剧烈的、突如其来的，并且一旦出现，很难消失。

防止妊娠纹发生的关键在于尽一切办法增加孕妈妈皮肤的弹性限度。只要有了精心的准备，做到就一点也不难。

饮食要点

均衡营养摄取，每天早晚喝两杯脱脂牛奶，吃膳食纤维丰富的蔬菜、水果和富含维生素C的食物，以此增加细胞膜的通透性和皮肤的新陈代谢功能。少吃油炸、高色素食品，控制糖分摄入。

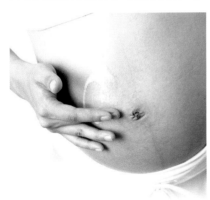

适当使用护肤品

怀孕初期使用能够增强肌肤延展性且富含橄榄精华的"胶原弹力微分子"，及富含肌肤所需各种维生素的妊娠纹防护精华液，可使肌肤充分适应孕期的体形变化，防止皮下纤维因过度抻拉而断裂，从而有效减少妊娠纹出现。

适度按摩

怀孕3个月开始到生完后的3个月内，坚持沐浴后进行局部按摩可增加皮肤弹性，并配合除纹霜同时使用。也可在沐浴前，准备一杯温牛奶，用毛巾对腹部、腿部进行轻轻按摩，再将除纹霜或牛奶涂在肚皮上，用双手从里向外揉。长期坚持可以保持肌肤滋润，增强对牵拉的耐受力。

有条件的孕妈妈可以购买适合自己的去纹霜擦拭按摩。

 专家经验谈

并不是吃得越多营养越丰富，胎宝宝得到的就越多。正确的饮食习惯是，早上起床后，先喝一大杯白开水，刺激肠胃蠕动，使内脏进入工作状态，然后开始一天的营养摄入。规律的新陈代谢也有助于加强皮肤弹性。

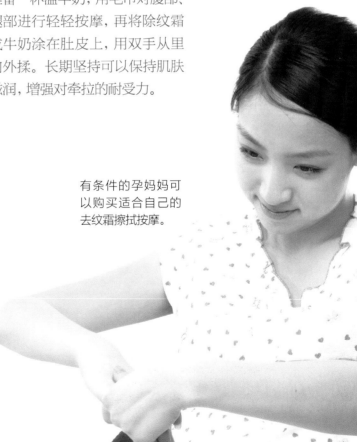

孕前准备

孕早期（1~3个月）

孕中期（4~7个月）

孕晚期（8~10个月）

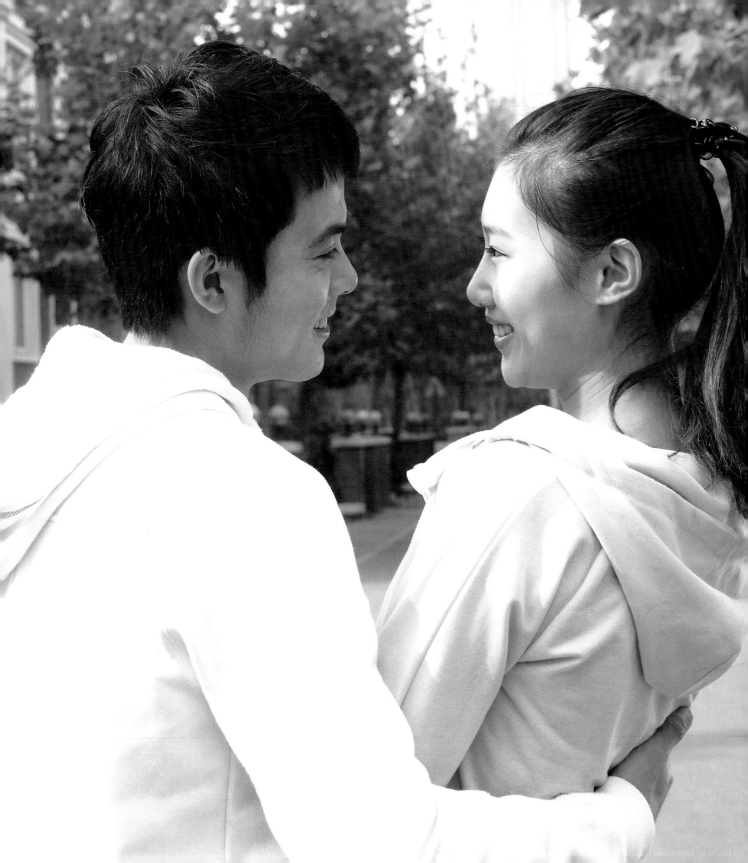

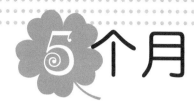
5个月

胎宝宝开始动了，孕妈妈越来越真切地感受到他的存在。在孕妈妈的身体里，胎宝宝已经开始尽他一切的可能和他所能接触到的唯一外界——妈妈，产生最初的联系和交流。这一刻起，孕妈妈和他开始了彼此的相识。

准爸爸课堂：学做贴身护士

在这个特殊时期，孕妈妈的身体难免会遭遇这样或那样的小麻烦，准爸爸一定要多读书、多看报，学习做一个"贴身护士"，帮助孕妈妈找到缓解孕期种种不适的办法。

抵制恶心

尽量避免油腻和辛辣的食物。少食多餐，防止空腹，否则恶心会更严重。闻到生姜味能舒服点，准爸爸给孕妈妈准备一个装有一小块生姜的袋子，每天闻一闻。

去除嘴里的金属味道

嘴里有金属味一般发生在孕早期，这与怀孕期间体内激素的变化有关。

每天晚上都生吃一点卷心莴苣，怪味会消失，满口清新。

应对抽筋

当孕妈妈腿抽筋时，帮她进行局部热敷，对抽筋会起到舒缓作用；晚上睡觉时腿抽筋，可帮助孕妈妈把腿抬起来在空中划圈，抽筋很快就消失了。

安枕无忧

偏方：傍晚时分，陪孕妈妈一道出门散散步、聊聊天，保持良好的心情；临睡前，在沐浴的时候用熏衣草香型的浴液，能让孕妈妈一夜无梦，安睡到天亮。

避免体温过热，保持常温

原因：孕育胎儿时，身体的体温会升高，所以孕妈妈不要蒸桑拿或者用过热的水洗澡，锻炼时要避免体温过热。

偏方：换薄棉内衣，只用纯棉床单。

停止打鼾

原因：妊娠开始后鼻腔内黏膜变软并出现肿胀，导致鼻子不通气。这意味着感冒不容易好，说话瓮声瓮气，睡觉打鼾。

偏方：在医生的指导下买些通鼻子的药，只要闻一闻，没有什么副作用，觉就能睡好了。

孕期，轻松应对 6 种痛

	原因	应对方式
胃烧痛	1．怀孕后，由于激素的改变，使得括约肌松弛，吃下去的东西就很容易跑上来，同时，胃内的酸性物质也会返流到食道、喉咙及嘴里，刺激黏膜引起烧痛感 2．妊娠晚期，逐月增大的子宫也会压迫到胃，加上激素使隔离食道和胃的肌肉变得松弛，导致胃酸更容易向上翻涌，并使胸部产生灼热感	1．每日少食多餐，少吃酸辣食物，多吃新鲜的水果蔬菜，同时注意营养均衡 2．吃饭时尽量坐直，饭后半小时内不要躺倒 3．如果晚上经常胃痛，请医生开一些抗酸剂，在睡前服用；疼痛难忍时，采取半坐卧位可减轻疼痛 4．如果本身有胃病，或无法鉴别胃炎还是妊娠引起的胃烧痛，建议到医院去看看，防止胃炎的加重
乳房痛	怀孕后雌激素增加，会刺激乳腺腺管发育，孕早期会使乳房出现乳晕加深、乳腺腺管扩张等现象，引起轻微疼痛；孕期中，大部分孕妈妈都会有因乳房胀痛而感到不适的经历，少数甚至会有乳汁分泌	1．乳房胀痛是孕期的正常现象，孕妈妈不必紧张，也不需要做特别的处理 2．怀孕后应选用宽松的内衣，最好是孕妇专用的，在家中还可以取下，以减轻乳房外部的压迫 3．孕晚期，尤其是哺乳期，这种症状就会减轻
腰背痛	1．体内激素的改变，使骨盆关节韧带松弛而引起耻骨联合轻度分离，导致关节疼痛。这种疼痛是可以忍受的。若大幅度耻骨错位，导致韧带拉伤、水肿、行走困难，就必须卧床休息 2．随着孕期的变化，子宫加大，因为子宫是向前增大的，逼迫着孕妈妈挺起身子，头和肩向后，腹部往前凸，腰也往前挺，时间久了就会引起腰背酸痛	1．重视孕期检查，定期了解耻骨分离的具体情况，加强体育锻炼，经常进行适宜的伸展大腿运动，增强肌肉与韧带的张力和耐受力 2．长时间保持某一姿势，或腰背部受凉，这些均能加重疼痛。孕妈妈可采取比较舒适的位置，使背部肌肉放松，如半躺，将双腿架高一点等 3．如果右侧腰部痛得比较厉害，应到医院就医，看看是否有慢性肾盂肾炎、泌尿系统的感染等

续表

	原因	应对方式
腹痛	1. 怀孕后，大部分孕妈妈都会有肚皮硬起来的感觉，这是子宫的一种不规律收缩，一般不会感觉到疼痛，但也有一部分孕妈妈能明显地感觉到疼痛 2. 孕中期以后，子宫迅速增大，子宫四周的韧带由原来的松弛状态变为紧张状态，尤其是位于子宫前侧的一对圆韧带被牵拉，由此也可引起牵引胀痛	1. 如果没有阴道出血、破水等症状出现，胎动正常，这只是正常的子宫收缩，孕妈妈不必过于紧张 2. 腹痛来临时，孕妈妈正在上班的话，先放下手头的工作，坐下来休息休息就可以了 3. 如果腹痛剧烈，而且伴有阴道出血、破水，有可能是流产、宫外孕或者早产的征兆，必须迅速就医
坐骨神经痛	1. 到了孕晚期，胎宝宝的重量会给你的背部增加压力，挤压坐骨神经，在腰部以下到腿的位置产生强烈的刺痛 2. 子宫压迫下腔静脉后，使得静脉回流不畅，水分不易回流到心脏并代谢出来，从而引起下肢凹陷性水肿，如背部、小腿部、足部等，这就容易压迫坐骨神经，产生疼痛症状	1. 应避免劳累，穿平底鞋，注意休息。可以平躺，将脚架高，使脚的位置和心脏的位置接近，使静脉回流增加 2. 睡觉时左侧卧，并在两腿膝盖间夹放一个枕头，以增加流向子宫的血液 3. 白天不要以同一种姿势站着或坐着超过半个小时，游泳可帮助孕妈妈减轻对坐骨神经的压力 4. 如果很严重，就要到医院进行局部镇痛治疗
骨关节痛	1. 严重水肿以后，压迫神经而导致骨关节的疼痛，尤其早晨起来会疼得特别厉害，有张不开手指的感觉 2. 与妊娠期胎宝宝的发育有关，孕期需要大量钙、磷和维生素D，摄入不足或缺钙，易使骨关节疼痛和肌肉痉挛，特别是睡觉的时候，稍动一下小腿就会抽筋	1. 怀孕后对各种营养成分的需求量增加，要注意适当地增加维生素及钙的摄入量，从妊娠早期开始就要适当地补充维生素D和钙 2. 跟水肿有关的骨关节疼痛，还要多注意休息，平时多活动活动。冬季用温水洗手，经常抬高手臂，增加静脉及淋巴液的回流，可减轻疼痛 3. 不用太紧张，随着妊娠的结束，自然会消失

孕前准备

孕早期（1~3个月）

孕中期（4~7个月）

孕晚期（8~10个月）

第 17 周

要能量，不要肥胖

这个阶段为适应孕育宝宝的需要，你体内的基础代谢增加，子宫、乳房、胎盘迅速发育，需要足够的能量。应注意调剂主食的品种花样，如大米、高粱米、小米、玉米、薯类等。这样不仅能满足孕妈妈基础代谢增加所消耗的能量，还能提供胎宝宝脑细胞形成和活动所需的能量。同时，需要食用一些富有脂质的食物，如核桃、芝麻、栗子、黄花菜、香菇、紫菜、牡蛎、虾、鸭、鹌鹑等。

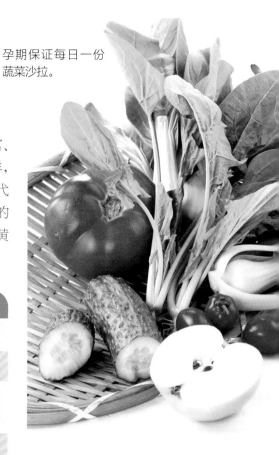

孕期保证每日一份蔬菜沙拉。

一日食谱推荐
早餐　鸡蛋饼 2 片，玉米粥 100 克，蔬菜适量
加餐　酸奶布丁 200 克
午餐　咸蛋黄炒饭 100 克，苦瓜炒鸡蛋 100 克，蔬菜沙拉 100 克，羊肝菠菜汤适量
加餐　核桃仁 50 克，干鱼片 50 克
晚餐　米饭或面食 100 克，香椿芽拌豆腐 100 克，胡萝卜炒肉 100 克，奶汁烩生菜 100 克

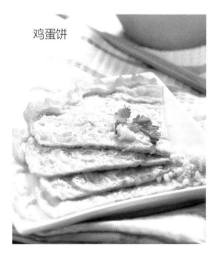

鸡蛋饼

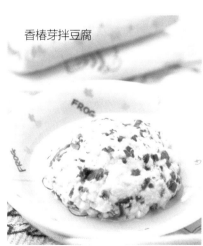

香椿芽拌豆腐

☎ 专家经验谈

本月要提供足够的能量，进食脂肪和碳水化合物，但孕妈妈的体重不宜增加过快，否则对胎宝宝不利。可多吃一些绿色蔬菜，蔬菜热量不高，不仅能满足饱腹感，而且含有丰富的维生素，还有助于体内钙、铁、膳食纤维的吸收，防止便秘。

要补充脂肪，不要阻碍成长

脂肪也称脂类，是人体能量的主要来源。脂肪主要由甘油和脂肪酸组成，脂肪酸可分为饱和脂肪酸和不饱和脂肪酸。某些不饱和脂肪酸人体不能合成，也称为必需脂肪酸。亚油酸为体内最重要的必需脂肪酸。

食物中的必需脂肪酸对胎宝宝和孕妈妈都很重要。因为必需脂肪酸是胎宝宝生长发育的重要物质基础，尤其对中枢神经系统的发育、维持细胞膜的完整以及合成前列腺素起着极为重要的作用。

孕妈妈脂肪摄入量

孕期每天摄入约为 60 克（包括烧菜用的植物油 25 克和其他食品中含的脂肪）。

食物来源

各种油类，如花生油、豆油、菜油、香油等。食物中奶类、肉类、鸡蛋、鸭蛋等含脂肪也很多，此外花生、核桃、果仁、芝麻、蛋糕中也含有很多脂肪。

不过，油炸的食物、肥肉和肉制品，虽然也含有很多脂肪，但是主要是不健康的饱和脂肪，这些东西吃得太多，会增加体内的脂肪堆积，加重脂肪在血管内膜的沉积，增加以后生活中患心脏病的危险。为了摄入健康的脂肪，要少吃肥肉，多选择低脂肪的奶制品。

所以，怀孕也并不意味着你可以毫无顾忌地把奶油蛋糕大口地往嘴里送。而且别忘了，脂肪只能供应 20% ~30% 人体所需要的热量，常人如此，孕妈妈也是如此。因此你还需要补充其他的营养素。

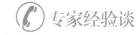

专家经验谈

对于处于大脑发育关键时期的胎宝宝，卵磷脂是非常重要的益智营养素。它还可以提高信息传递速度和准确性，提高大脑活力，增强记忆力。孕期缺乏卵磷脂，将影响胎宝宝大脑的正常发育，甚至会发育异常。因此，孕妈妈应常吃大豆、蛋黄、核桃、坚果、肉类及动物内脏等富含卵磷脂的食品。

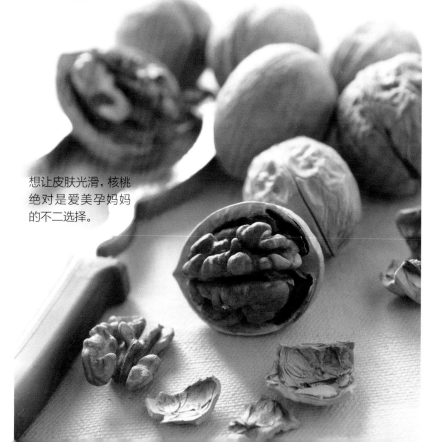

想让皮肤光滑，核桃绝对是爱美孕妈妈的不二选择。

孕前准备

孕早期（1~3个月）

孕中期（4~7个月）

孕晚期（8~10个月）

高效补充营养推荐饮食单品——鱼

鱼，除了是高蛋白健康食品外，还含有多种维生素以及钙、铁、锌、镁、磷等矿物质，并且还含有丰富的不饱和脂肪酸，所含的 Ω-3 脂肪酸对胎宝宝的生长发育有很好的促进作用。

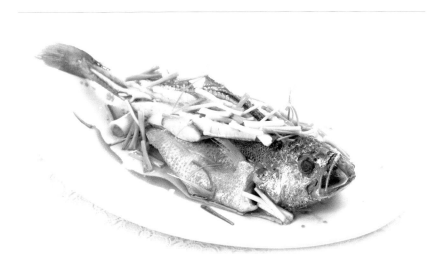

清蒸鲈鱼

材料：鲈鱼 1 条，香菜、笋片、香菇、姜片、葱丝、盐、料酒、酱油各适量。

做法：①将鲈鱼去除内脏，收拾干净，擦净身上多余水分放入蒸盘中。香菜择洗干净，切段备用。②香菇用温水泡发、去蒂、切片；将笋片、香菇都码在鱼身及周围处。③再将姜片、葱丝放入鱼腹中，再倒入盐、酱油、料酒。④大火烧开蒸锅中的水，放入鱼盘，大火蒸 8~10 分钟，鱼熟后立即取出，撒香菜即可。

香煎三文鱼

材料：三文鱼 350 克，香菜段、葱末、姜末、盐各适量。

做法：①三文鱼处理干净，用葱末、姜末、盐腌制。②平底锅烧热，倒入油，放入腌入味的鱼，两面煎熟。③装盘时，撒上香菜即可食用。

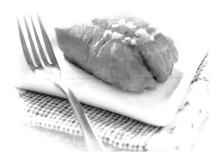

鱼头豆腐汤

材料：草鱼鱼头一个，豆腐 250 克，姜片、枸杞子、黄酒、盐各适量。

做法：①鱼头一切为二，洗干净，特别是去干净鳃，用加了黄酒和盐的开水烫 2 分钟，捞出沥干；豆腐切成 3 厘米大小的块。②将鱼头、豆腐放入汤锅内，并加入足量的水大火烧开。③放入姜片、黄酒、枸杞子，转小火炖煮 1 个半小时。④出锅前加入盐调味即可。

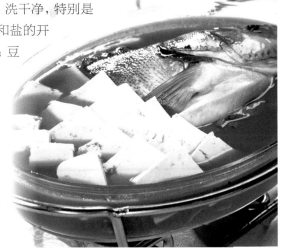

第 18 周

要跟宝宝多说话，不要不理他

人们发现，婴儿在出生第一天时就能辨认出自己妈妈的声音。当婴儿哭闹时，妈妈用左侧怀抱婴儿，婴儿又聆听到他在子宫内听惯了的妈妈的心跳声，会马上感到安全与舒适，怡然自得而不吵不闹。这说明，这个小生命在胎儿期就已经具备了出色的记忆和学习能力。

胎宝宝在母体内的生命时间虽然短暂，但对其一生影响巨大。因此，在胎儿期对其进行语言刺激，可加快他的智力发育，为出生后的教育打下良好基础。

 专家经验谈

孕妈妈读一本好书、看一篇好的文章，无异于在精神上获得一次美的净化，能使自己心情开朗，精神振奋。同时，对腹中的胎宝宝也会起到潜移默化的渗透作用。

起一个乳名

进行语言胎教，首先要给宝宝起一个乳名。这时，胎宝宝对外面的世界已经有了一定的感觉，父母经常呼唤他的乳名，胎宝宝会记忆深刻。出生后，他听到曾经熟悉的名字时，会有一种特殊的安全感，烦躁、哭闹明显减少，有时还会露出高兴的表情。

温柔地触摸

在本月末，当你能感觉到胎动后，用手触摸腹部，你会感到宝宝轻微反应的力量。这时，准爸爸也要参与进来，通过抚摩妈妈的腹部，和孕妈妈一起感受宝宝到来的幸福。

轻柔地打招呼

爸爸妈妈的声音对胎宝宝来说是世间最美的音乐。每天散步时、睡觉前，轻轻做一下腹部按摩，和宝宝打个招呼。有意识地与他讲话、聊天，给他唱歌、朗诵。

凡我们所做的都会留在宝宝的意识里，歌曲或诗歌也不例外。妈妈对胎宝宝说话时应缓慢而准确。

准爸爸参与胎教很重要。

孕前准备

孕早期（1～3个月）

孕中期（4～7个月）

孕晚期（8～10个月）

要宝宝做运动，不要太安静

运动胎教，就是指导孕妈妈进行适宜的体育锻炼，从而促进胎宝宝大脑及肌肉的健康发育，并有利于孕妈妈的正常妊娠及顺利分娩。

简简单单，妈妈动起来

●游泳：孕中期以后可以做。游泳时，水的浮力比较大，孕妈妈在水中运动可以很好地改善呼吸，改善怀孕带来的诸多不适。建议喜欢游泳的孕妈妈尝试，但要做好安全措施。

●户外散步：尤其在孕晚期，每天早上早点起来散步，或者晚上到环境优美的地方溜达一段时间，可促进胎头下降，增进自然分娩的机会，防止体重增长过快。

●孕妇瑜伽：这是对分娩非常有好处的胎教活动，还可以使孕妈妈心境平和，但要注意做动作时可以完成就完成，不能完成就不要勉强。如果有宫缩的情况，一定要停下来。

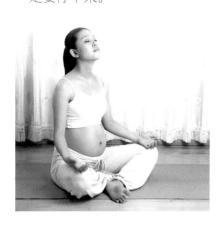

胎儿体操，让宝宝动起来

注：胎儿体操手法要轻柔，循序渐进，不可操之过急，每次时间最多不宜超过 10 分钟。同时，在怀孕 3 个月内及临产期均不宜进行，先兆流产或先兆早产的孕妈妈也不宜进行。

胎儿体操	孕期	操作细节	注意事项
宫内运动训练	孕 3~4 个月后	孕妈妈仰卧放松，先用手在腹部来回抚摸，然后用手指轻按腹部的不同部位，观察胎宝宝有何反应	开始时动作宜轻，每次时间以 5 分钟为宜
宫内"散步"活动	孕 6 个月后	轻轻拍打腹部，并用手轻轻推动胎宝宝，让胎宝宝进行宫内"散步"活动，如果胎宝宝顿足，可以用手轻轻安抚他	如能配合音乐和对话等方法，效果更佳
胎儿拍打运动	孕 6 个月后	孕妈妈仰卧于床上，全身放松，将手掌平贴于腹壁，食指放中指上，然后食指迅速滑下，轻轻拍打腹壁	要在胎动较频繁时进行，每次持续 3~5 分钟，每日 1 次

要听轻音乐，不要重音乐

　　孕妈妈经常听清新而愉快的有节奏的乐曲，对胎宝宝大脑边缘系统和脑干网状结构有直接影响，从而促进大脑和感觉的发育。优美的音乐还能促使孕妈妈分泌出一些有益于健康的物质，能调节血液流量和促使神经细胞兴奋，进而改善胎盘供血状况，使血液的有益成分增多，对促进胎宝宝发育成长非常有利，这就是音乐胎教。胎教音乐能愉悦孕妈妈和胎宝宝，能使孕妈妈改善不良情绪，产生美好的心境，并把这种信息传递给胎宝宝。

专家经验谈

　　胎教音乐不要过长，每天可以进行两次听觉训练，每次3~5分钟比较合适，而且要让胎宝宝反复聆听才能造成适当的刺激。

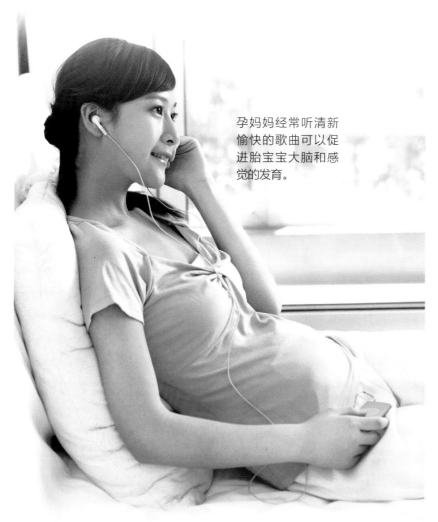

孕妈妈经常听清新愉快的歌曲可以促进胎宝宝大脑和感觉的发育。

胎教音乐有的放矢

　　胎教音乐可以分成孕妇音乐和胎宝宝音乐两类。

　　孕妇音乐是供孕妈妈欣赏的，以宁静为原则。孕妈妈通过欣赏音乐，可以调节情绪，产生宁静、舒适的感觉，能很快安静下来。胎宝宝音乐轻松活泼，可以激发胎宝宝对声波的良好反应。

选择什么样的胎教音乐

　　并不是所有的音乐都适合做胎教音乐，因为胎教音乐要求在频率、节奏、力度和频响范围尽可能与宫内胎音合拍。孕妈妈选择胎教音乐时，要注意看一看是不是专为胎宝宝制作的音乐。

孕前准备

孕早期（1~3个月）

孕中期（4~7个月）

孕晚期（8~10个月）

要幽默，不要埋怨

情绪是一种复杂的心理现象，孕妈妈的情绪是否稳定，对腹中宝宝的身心健康影响很大。有些妈妈怀孕后，爱发脾气，此时，血液中的激素和有害化学物质会剧增，使胎宝宝直接受害。

孕妈妈的精神状态对胎宝宝的影响

孕妈妈	胎宝宝
长期忧虑	胎盘血液循环不良，影响胎宝宝发育，出生后体重轻、智力低下、精神异常
不时地恐惧、情绪紧张	血管痉挛，影响血流，产生高血压诱发妊娠高血压综合征，影响胎宝宝发育
分娩情绪过度紧张	子宫不协调收缩，使产程延长，导致难产

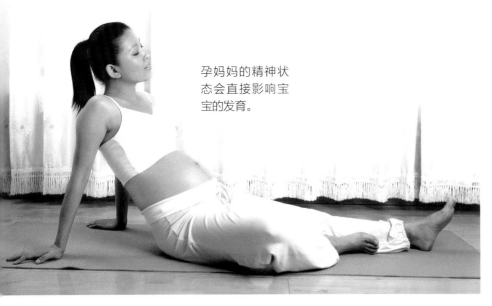

孕妈妈的精神状态会直接影响宝宝的发育。

 专家经验谈

孕妈妈长期处于消极抑郁的心理状态，会影响胎宝宝的心理发育，这样情况下出生的婴儿容易烦躁，爱哭闹，不好好吃东西，睡眠也不好。长大后还很有可能产生学习障碍以及出现各种心理问题。

化解消极情绪的对策

● 深呼吸：自由地深呼吸，每一次都吸进新鲜空气，想象自己的整个身体都是新鲜的。慢慢吐气，把紧张、压力与不快统统吐出去，进入更放松的状态。

● 数数：如果感到自己要为某件事生气，先努力让自己从一数到十，尽量慢慢地数，哪怕是气呼呼地。只需短短几十秒，你的心情很可能就会平复下来。

● 撕纸：当有郁闷情绪需要排解时，可试着将废纸撕成小条儿，你的坏情绪可能就会随着撕开的小条消散。

● 做针线活：孕妈妈不妨把这种类似于"娱乐"的工作拣起来，买一些十字绣，或者给宝宝织一些小鞋，做一些小衣服。做这些手工，会让孕妈妈情绪稳定下来。

第 19 周

要积极补铁，不要孕期贫血

由于宝宝生长需铁量大，故怀孕后半期约有 1/4 的孕妈妈因铁摄入量不足而有缺铁性贫血。孕期另一种易出现的贫血，是叶酸缺乏引起的巨幼红细胞性贫血。另外，还有少见的再生障碍性贫血。

孕期贫血的危害

1. 贫血使身体对失血的耐力下降，产后失血时容易发生休克，贫血者的抗病能力降低，容易造成产褥感染。严重贫血的孕妈妈常有心肌缺氧，以致引起贫血性心脏病。

2. 孕期贫血严重会使胎宝宝发育迟缓，甚至早产或死胎，也容易发生胎宝宝或新生儿缺氧、窒息。

孕期贫血的预防

1. 注意孕期营养，多吃新鲜蔬菜、水果和动物蛋白，以增加铁、叶酸和维生素的摄入。

2. 一般的贫血者可口服补血铁剂。

3. 维生素 B_{12} 可预防巨幼红细胞性贫血。

4. 若贫血严重（血红蛋白在 60 克 / 升以下），且已近预产期，一定要与你的医生进行协调，听取医生的建议。

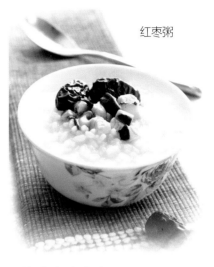

红枣粥

孕期贫血食疗粥

红枣粥

红枣 10 个，粳米 100 克，煮粥常食，对防治妊娠贫血有一定作用。

芝麻粥

黑芝麻 30 克，炒熟研末，同粳米 100 克煮粥食之，能辅助治疗妊娠贫血。

枸杞子粥

枸杞子 30 克，粳米 100 克，煮粥。孕妇常食，可辅助治疗妊娠贫血。

鸡汁粥

先将母鸡煮汤汁，取汤汁适量与粳米 100 克煮粥食之，可辅助防治贫血症。

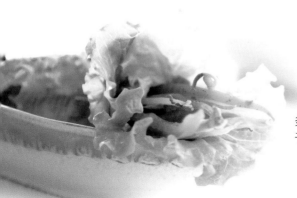

多吃绿叶蔬菜，有助于补铁。

孕前准备

孕早期（1~3个月）

孕中期（4~7个月）

孕晚期（8~10个月）

要放松，不要疲劳

怀孕期间疲劳是正常的

身体为了孕育宝宝正在非常辛苦地工作，感觉累、疲倦甚至筋疲力尽都是很正常的，尤其是在怀孕的前几个月里，身体正在渐渐习惯快速变化的激素水平。接下来，随着胎宝宝越来越大，疲劳的感觉会变得更明显。

积极预防和缓解疲劳

尽可能保持营养丰富的饮食，每餐都要吃充足的新鲜水果和蔬菜，并补充蛋白质。还要多喝水，以免脱水，因为脱水会让你更累。

要让血糖保持在一个合理而稳定的水平上，避免低血糖。少食多餐，尽量不要少吃任何一顿饭，特别是早餐。常备些零食，觉得缺乏能量时吃。一定要吃含铁多的食物来预防贫血，红肉、深绿叶蔬菜和杏干等都是铁的优质来源。

还要尽可能多地休息，哪怕仍然要出去上班。有机会就尽量把脚抬起来休息休息。在办公室工作，中午休息时间要离开办公桌，到户外呼吸一下新鲜空气。

要保护胎宝宝，不要轻视铅污染

铅污染危害大

测定发现，在铅污染严重地区的自然流产率大大高于无铅污染区。在受铅污染的人群中，少精液、无精子和精子活力不足等现象明显偏高。此外，铅中毒还可以引起妊娠期缺铁性贫血。

铅通过胎盘畅通无阻

在怀孕期间，铅还可以通过胎盘直接影响到胎宝宝，而胎宝宝的肝脏对铅有非常强的蓄积作用，最终导致对生长发育、神经发育造成损害。

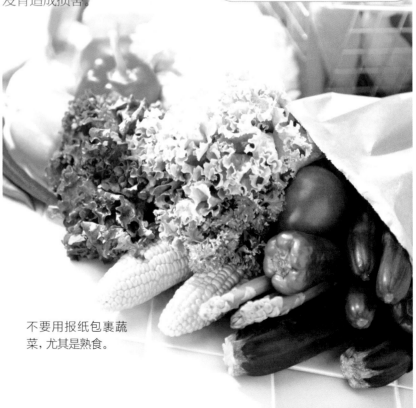

不要用报纸包裹蔬菜，尤其是熟食。

 专家经验谈

要避免铅污染，孕妈妈应注意做到以下几点：

1. 不用印刷品（尤其是报纸）包裹食物。

2. 不用带漆的筷子和容器。

3. 尽量少到车流量大的地方去，减少吸入汽车尾气。

4. 远离吸烟人群以及存留有三手烟的场所。

5. 经常饮用牛奶和豆浆，可以缓解铅中毒，因为其中的蛋白质可以与铅结合，并排出体外。

第20周

要感觉胎动，不要冒失大意

孕妈妈何时能感觉到胎动

事实上，在胎宝宝形成之初，胎动就已经存在了，不过，因为胎宝宝还太小，再加上有羊水的阻隔，孕妈妈通常感觉不到。直到怀孕18~20周，孕妈妈才可以第一次感觉到胎动，而经产妇通常比初产妇更早感觉到胎动。

胎动在刚开始时并不明显，但之后却会越来越明显且频繁。到胎宝宝将近足月时，胎动会减少，这是因为此时胎宝宝的体型增大、羊水量减少，使得子宫内的空间相对地变小，胎动也就自然地减少。

胎动是什么感觉

每一位孕妈妈的状况不同，对胎动的感觉也不同，有的孕妈妈形容胎动就像小球在肚子里面滚动；有的则感觉像是肠子在蠕动；也有奇妙的说法，是好像气泡的运动；更有趣的则形容像蝴蝶在肚里闪过……

要到6个月以后，准爸爸用耳朵就可以在孕妈妈腹部听见宝宝的胎心音了。现在还需要一些器械。

专家经验谈

孕妈妈要准备几双风格各异的鞋子，以适应各种不同的场合。鞋子要宽松，以休闲鞋为主。大肚子弯腰时特别不方便，选鞋时可考虑魔术胶的搭扣设计，穿脱方便。

要宽松舒适，不要紧身束缚

体型的变化，使得平日里那些漂亮衣服再也没有用武之地了，孕妈妈需要从头到脚购置新的行头了。

要在衣着宽大舒适的前提下，注意在布料和服装款式上有所讲究，同样能增添美感。

●选用竖条纹的布料，使体型显得均匀有线条。

●上装设计可用稍加宽肩部的办法，使腹部不会显得太突出。

●裤子最好选择深色，腰部有弹性设计的那种，以方便适合每日增加的腰围。

●夏季最好选择孕妇裙，穿脱方便，腰部没有束缚。

●要多准备一些不同腰围的内裤，随着腰围增加及时更换。

要轻松旅行，不要疲劳

孕中期，孕妈妈最适宜出游，大多数的孕妈妈妊娠反应消失，胃口大增。肚子有小小的隆起，让人感觉到小生命的存在，正怀着美好的期待心情。准备好，一起去旅行吧。

制定合理的旅行计划

即使身体的状况很好，孕妈妈也不能太过疲劳，所以在行程安排上一定要留出足够的休息时间。此外，在出发前必须查明到达地区的天气、交通、医院等，若行程是难以计划和安排的，有许多不确定因素的话，还是不去为好。

途中要有人全程陪同

孕妈妈不宜一人独自出门，最好是由丈夫、家人或好友等熟悉你的人陪伴前往。这样不但会使旅程较为愉快，当你觉得累或不舒服的时候，也有人可以照顾你。

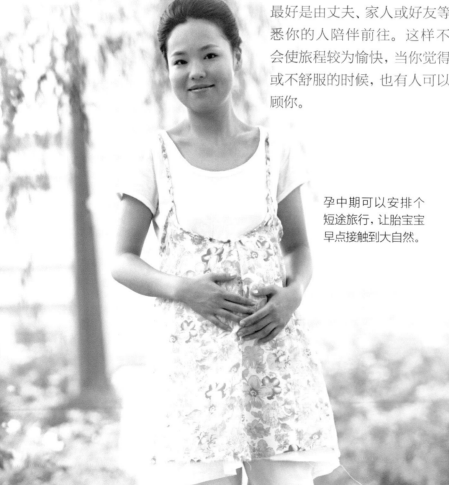

孕中期可以安排个短途旅行，让胎宝宝早点接触到大自然。

 专家经验谈

决定要出门以后，请拜访一次你的妇产科大夫，向他了解自己的身体情况，询问有关的注意事项，并记录他的联系办法，以便紧急时联系。

方便的话，托人在到达地找一位可靠的医生，或事先打听好当地的产科医院，以备不时之需。要随身带好自己的就诊记录。

运动量不要太大或太刺激

运动量太大容易造成孕妈妈的体力不堪负荷，因而导致流产、早产及破水。太刺激或危险性高的活动也不可参与，例如：过山车、自由落体、高空弹跳等。

旅途中随时注意身体状况

旅途中，若感觉疲劳请稍事休息；若有任何身体不适，如下体出血、腹痛、腹胀、破水等，应立即就医。总之，不要轻视身体上的任何症状而继续旅行，避免造成不可挽回的损失。

要理解身体变化，不要过度担心

孕中期开始，孕妈妈的身份再也掩盖不住了。不仅是腹部的突出越来越明显，而且从里到外都变得更加不一样了。

身体内部的变化

血压

大多数孕妈妈在孕期血压都会有不同程度的下降，到孕中期时最低。所以，当孕妈妈体位突然改变，如坐下后突然站起来，就会有眩晕感。产检时，要记得告诉医生。

代谢

饭量增大是孕妈妈孕期明显的一个变化，特别是饥饿常常发生在深夜。这是因为胎宝宝的生长不分昼夜，孕妈妈在两餐之间或睡觉时，血糖水平降低，就会感到肚子饿。

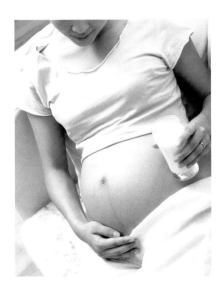

身体外部的变化

乳房

孕早期孕妈妈的乳房会变得饱满，按压时还有疼痛感。孕16周，妈妈的乳头和乳晕部位会明显加深，乳晕上的小颗粒也会增大。

皮肤

孕妈妈会发现自己的皮肤前所未有地细腻和润泽，同时也会发现皮肤出现瘙痒等小问题，这是因为孕期激素的影响，皮肤的组织结构发生了微小的改变，这些变化在宝宝出生后会慢慢消失，但也有一些状况无法消失。

妊娠斑

有些孕妈妈的妊娠斑在宝宝出生后并不褪去，而且总是出现在面部。皮肤较黑的孕妈妈不会很明显，但晒多了太阳也会让斑更加深。它对身体无害，只是影响美观。

黑线

孕妈妈会发现在自己的肚脐到耻骨，在腹部正中有一道黑线，孕期会变得非常明显。

 专家经验谈

随着孕期的深入，孕妈妈可以很清晰地看到自己乳房青蓝色的静脉血管，有时候还会分泌出一些淡黄、黏稠状的液体。孕妈妈在孕期要做好乳房护理，减轻不适感的同时也进一步为哺乳做准备。

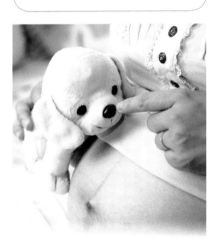

妊娠纹

孕妈妈的腹部、腿部常常会出现粉红色的条纹，这是皮肤的纤维因激素或因腹部的增大而产生断裂引起的。宝宝出生后就逐渐变成白色。

孕前准备

孕早期（1~3个月）

孕中期（4~7个月）

孕晚期（8~10个月）

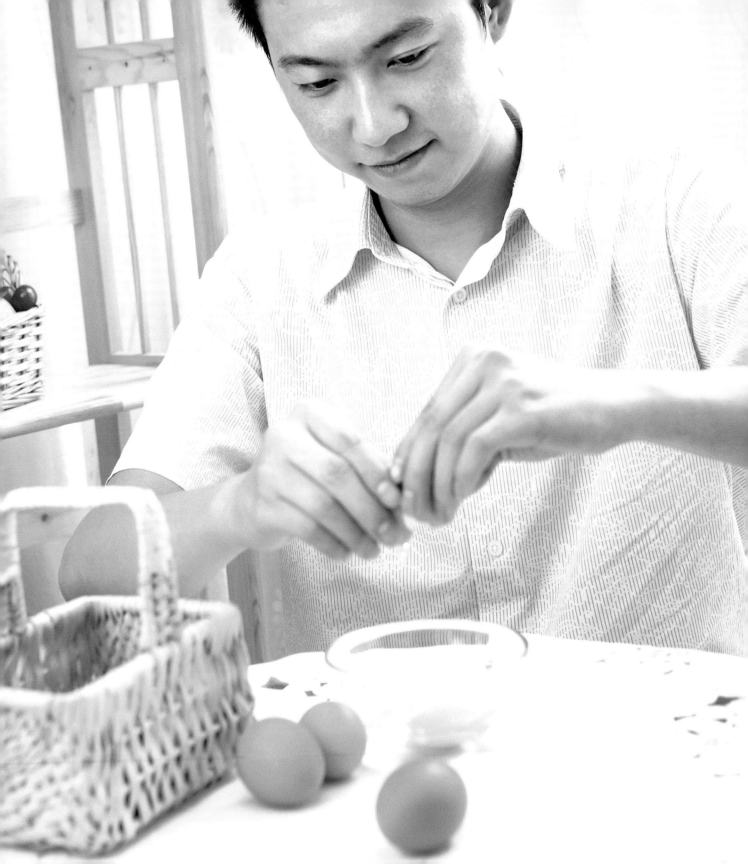

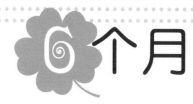
6个月

不知不觉地就气喘吁吁了，呼吸不能做到以往那样深长。尤其上楼梯时，没上几个台阶，就已经上气不接下气了。

怀孕6个月了，孕妈妈的容貌和体态都会有些改变，这种改变将会以极快的速度在近几个月发生。但是，孕妈妈不要为此懊恼，为了宝宝，一切都是值得的。你看，胎宝宝在肚子里欢快地"跳舞"呢!

准爸爸课堂：做个完美老公

进入孕中期，孕妈妈的行动就有诸多不便了，这时就需要准爸爸主动配合，做完美老公哟!

勤快点

不管以前是谁主厨，现在你就拿起菜谱现学现卖吧。当然，洗衣、拖地这些事也应该是你的份内工作了，不管做得是否达标，只要你尽力了，她都会高兴的。

坚强点

不管每次体检是怎样的结果，都要把因担心而哭泣的她搂在怀里说：不要怕，有我呢，会好起来的，又没有确诊。

宽容点

当她因为一点点小事就乱发脾气时，告诉自己：这不是她的初衷，而是雌激素在起反应。

幽默点

当她为身材完全走样而焦虑不安时，当她为宝宝是否健康担心害怕时，要及时安慰她，并告诉她怀孕谁都这个样，想方设法地逗她开心。

多学点

多上网搜集一些相关知识，理论联系实际地注意操作，要知道怀孕就是需要两个人共同努力。

是时候准备一些育儿方面的书了，提前备备课，可以让你少一些担心和焦虑。

轻松点

别和她总是谈论宝宝性别、长相的问题，只要告诉她：男孩女孩我都喜欢，长得像谁都很好看。

体贴点

多陪她出去散步，陪她去做产检，陪她去买孕妇装，陪她去上孕妇课。平时多打几个电话问候一下，在家多帮她做做按摩和孕妇体操。克制一下性生活，孕中期要适量，孕早期和孕后期的最后一个月就要绝对禁止了。

读懂孕检 B 超（超声）报告单

北京 ▉▉▉▉ 医院妇产科

产科超声检查报告单

超声号 07011832　　　序号 20070413-A30

姓　名 ▉▉▉	性别 女　年龄 30 岁　科别 妇产科	门诊号
住院号	床位　　临床诊断 宫内中晚孕	
检查项目 彩色产科超声	孕周[LMP]　22W6D	申请医师

超声测量: 默认[cm]　〔符号: 空 未查、V 可显示、/ 显示不清、十 影像阳性、* 另外说明〕

名　称	测值	名称	测算值	名称	测值	名称	检查	名称	检查
双项径BPD	5.2	体重[克]EFW		头臀长 CRL		唇部	V	胃泡	V
头围　HC	19.92	HC/AC	1.17	颈项透明层 NT [mm]		颈部	V	双肾	V
腹围　AC	17.09	FL/AC	0.22	羊水深度Max	4.8	胎心 胎动	V	膀胱	V
股骨长 FL	3.7	FL/BPD	0.71	宫颈长	3.3	四腔心	V	四肢 长骨	V

超声所见:

经腹壁扫查:

胎位头位;

胎儿脊柱排列未见明显异常;

胎盘: 位于后壁, 0级。

超声提示: 宫内孕相当于22周 1天

备注: 因孕周、胎儿体位、羊水量、母体因素等会影响超声检查, 胎儿有些脏器不能清晰显示, 请知情了解。

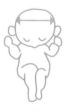
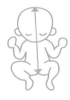
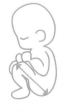
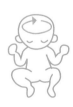
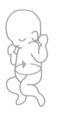

双顶径　　头臀长　　股骨长　　头围　　腹围

双顶径 BPD	是胎宝宝头部双侧顶骨隆起之间的径线长度，常作为推算胎宝宝大小的指标之一
头围 HC	也叫胎头周长，是计测胎宝宝头部一周长度的数值，用于测定胎宝宝的发育状态
腹围 AC	也叫腹部周长，是计测胎宝宝腹部的一周的长度，用于和其他数值一起推测胎宝宝的发育
股骨长 FL	也叫大腿骨长，这是胎宝宝身体中最长的一部分的数值，用于和双顶径一起来推算胎宝宝的体重
体重（克）EFW	通过各项测定值估测出的胎宝宝体重
HC/AC,FL/AC,FL/BPD	这几项比值用于评测胎宝宝是否宫内发育迟缓，并估测出胎宝宝的体重，由电脑自动计算
头臀长 CRL	一般在孕早期检测，所测值加上 6.5（一个特定的系数）即可估算出孕周数
颈项透明层 NT（毫米）	一般在孕 8~13 周做此项测量，如果出现增厚现象说明胎宝宝有畸形的可能，需要进一步做羊膜腔穿刺检查以确诊
羊水深度 Max	羊水深度在 4~8 厘米为正常，超过 8 厘米为羊水过多，少于 4 厘米为羊水偏少，少于 3 厘米为羊水过少。羊水过多或过少都有诱发胎宝宝畸形的危险。也有部分检查报告以羊水指数（AFI）表示，正常指数范围为 8~24
宫颈长	如果孕妈妈的宫颈长度少于 3.0 厘米时，需要密切关注有无早产发生
唇部	"√"表示胎宝宝的唇部可见并且无异常
颈部	"√"表示胎宝宝的颈部可见并且无异常
胎心	"√"表示胎心可见并且无异常。有些检查报告单上会注明胎心频率，正常范围是每分钟 120~160 次
胎动	"√"表示胎动可见并且无异常
四腔心	"√"表示胎宝宝心脏的两房两室可见并且无异常
胃泡	"√"表示胎宝宝的胃部可见并且无异常
双肾	"√"表示胎宝宝的两个肾脏可见并且无异常
膀胱	"√"表示胎宝宝的膀胱可见并且无异常
四肢长骨	"√"表示胎宝宝的四肢长骨可见并且无异常
脐带	本报告单未显示，表示正常。如若有绕颈现象，则会出现"脐带绕颈 X 周"字样

孕前准备

孕早期（1~3个月）

孕中期（4~7个月）

孕晚期（8~10个月）

第 21 周

要积极储备营养，不要阻碍宝宝成长

现在是胎宝宝发育中期，胎宝宝的生长发育明显加快，骨骼开始骨化，脑细胞增加到 160 亿个左右就不再增加，而大脑的重量还要继续不断增长。孕妈妈也开始进行蛋白质、脂肪、钙等营养素的储备。充足的营养储备，不仅能保证胎宝宝的正常发育，而且能提高孕妈妈的抵抗力，免受疾病困扰。

同时，这个时期胎宝宝要靠吸收铁质来制造血液中的红细胞，如果铁摄入不足，还会出现贫血现象。所以，为防止缺铁性贫血的发生，孕妈妈也应多吃富含铁质的食物。

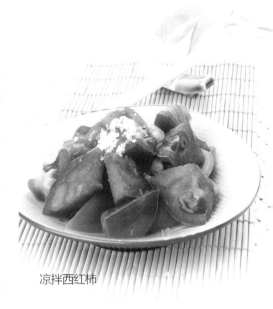

凉拌西红柿

一日食谱推荐	
早餐	南瓜包 150 克，蔬菜适量
加餐	牛奶 300 毫升，麦麸饼干 50 克
午餐	米饭 100 克，猪肝炒油菜 100 克，家常豆腐 100 克，凉拌西红柿 100 克
加餐	柚子 200 克
晚餐	三鲜饺子 100 克，排骨 150 克，蒜茸空心菜 100 克

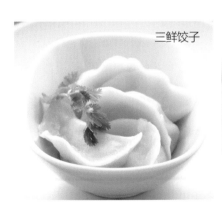

三鲜饺子

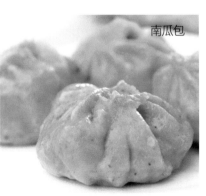

南瓜包

专家经验谈

如果可能的话，每天 4~5 顿饭比较合适，这样更有利于胎宝宝的发育和孕妈妈的健康。条件不允许的话，就要尽可能提高早餐的质量和数量，减少晚餐进食碳水化合物（即主食）的量及热量。不妨用白薯、南瓜、芋头等代替部分米、面作为主食，可以在提供能量的同时，供给你更多的矿物质和营养。

要补充蛋白质，不要发育迟缓

　　蛋白质是构成人体细胞的重要成分，也是保证生理作用的物质基础，是维持人体生长发育和生命的主要营养素。人体的肌肉、血液、内脏、毛发、酶、激素和抗体都是由蛋白质构成的，肌肉和神经细胞内蛋白质成分最多。

　　蛋白质是孕妈妈身体营养建设不可忽视的力量。而且这时胎宝宝处于生长发育最旺盛的时期，需要的蛋白质相对较多。若长期缺乏蛋白质，胎宝宝就会生长发育迟缓，出生体重过轻，甚至影响智力发育。

孕妈妈摄入量

　　这一阶段，孕妈妈蛋白质的摄入量宜在每天 10~15 克。

食物来源

　　牛奶、鸡蛋、鸡肉、牛肉、猪肉、羊肉、鸭肉、黄鳝、虾、鱼等含有动物蛋白质。其中鸡蛋、牛奶、鱼类等的蛋白质为优质蛋白质。植物蛋白质含量最多的是大豆，其次是麦和米。花生、核桃、葵花子、西瓜子也含有较多蛋白质。

专家经验谈

　　孕妈妈在孕中期常吃鱼肉，可防止蛋白质的缺乏。鱼肉含蛋白质、脂肪、胡萝卜素、维生素 B_1、维生素 B_2、尼克酸、铁、钙、磷等，有补气血、益脾胃的作用。

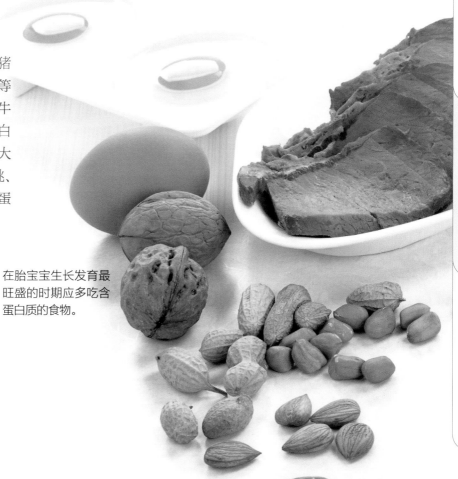

在胎宝宝生长发育最旺盛的时期应多吃含蛋白质的食物。

孕前准备

孕早期（1~3个月）

孕中期（4~7个月）

孕晚期（8~10个月）

补充蛋白质推荐饮食单品——牛肉

牛肉提供高质量的蛋白质,含有全部种类的氨基酸,且各种氨基酸含量的比例与人体蛋白中各种氨基酸比例基本一致。牛肉中脂肪含量较低,却是低脂的亚油酸的来源,同时还是潜在的抗氧化剂。另外,牛肉也是矿物质及 B 族维生素的良好来源。

炸牛肉丸子

材料:新鲜牛肉 500 克,面粉 10 克,淀粉 15 克,鸡蛋 100 克,白糖、盐、酱油各适量。

做法:①牛肉洗净,剁碎(或用绞肉机绞碎),加白糖、酱油、盐调匀。②在肉馅中加面粉、淀粉、适量水,磕入鸡蛋顺着一个方向搅拌,做成丸子料。③锅置大火上,锅内倒油烧热,将肉泥挤成丸子,放进热油锅里炸 5 分钟,捞出即成。

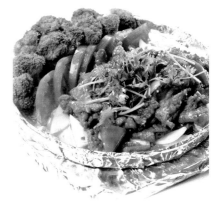

牛肉提供高质量蛋白质,但一次不宜吃太多。

铁板烤牛肉

材料:牛肉 250 克,香菜 50 克,大葱、姜末、蒜末、酱油、盐、料酒、香油各适量。

做法:①牛肉去筋,切成薄片,加姜末、蒜末、酱油、料酒、香油拌匀腌30 分钟。②大葱去皮、根,切成片,香菜摘洗干净后,切成寸段。③铁板上火,加油烧热,放入腌好的牛肉片,煸炒至牛肉片稍干,加入香菜段,再煸炒至牛肉熟烂,出锅前淋入香油即成。

要关注胎动，不要威胁因素

不管自身的健康状况如何，每一个孕妈妈此时最关心的都是自己的胎宝宝。怎样才能及时了解胎宝宝的健康状况呢？胎动就是胎宝宝健康状况最明显的指标。

测量胎动次数的方法

1. 每日找空闲时间测量胎动次数。自怀孕的第28周起，每天找空闲时间（建议晚餐后，因为此时胎动较频繁），采取左侧卧或静坐姿势，记录10次胎动所需的时间；若小于120分钟，表示胎动次数没有异常，但如果没有感觉到胎动，或10次胎动的所需时间大于120分钟，应该尽快地找医生做进一步的检查。

2. 计算固定时间内的胎动次数。孕妈妈每天分别在早上、中午、晚上各利用1个小时的时间测量胎动，若平均每小时少于3次，表示可能异常。

胎动异常的原因

1. 脐带绕颈。由于胎宝宝可以在羊水内自由地活动，容易发生脐带缠绕住颈部的情况，虽然脐带绕颈很常见，但如果缠绕得太紧就会造成胎宝宝缺氧，胎动减少，甚至死亡。

2. 胎盘剥离。通常会造成孕妈妈剧烈的腹痛、大量阴道出血和胎宝宝心跳减速，通常较容易发生在有高血压病史，或腹部曾遭外力撞击的孕妈妈身上。

3. 孕妈妈发烧。轻微的发烧，胎宝宝因为有羊水的中介和缓冲，并不会受到太大的影响，但如果孕妈妈的体温持续超过38℃以上，胎宝宝也会变得少动。

4. 孕妈妈吸烟或服用镇定剂。将会导致胎宝宝活动力降低甚至体重过轻。

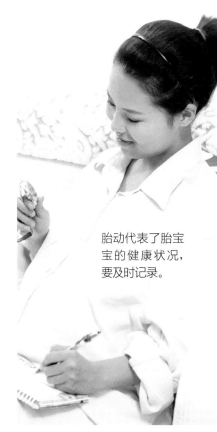

胎动代表了胎宝宝的健康状况，要及时记录。

 专家经验谈

如果每天都注意记录宝宝的胎动情况，细心的孕妈妈很容易发现宝宝的胎动异常。比如长时间不动，或者动得过于频繁，胎动力度异常等，这些情况显示胎宝宝遇到了问题。

第 22 周

要改变习惯，不要安全隐患

很多孕妈妈在这个时候会面临各种各样的困扰，比如呼吸不顺畅、便秘困扰、牙龈出血、无法抗拒美食诱惑等。不要过于担心，这些都是孕期的正常生理现象，只要平时稍加注意就可以了。

调整原有的行为习惯

适当注意自己的姿势和行为习惯，能减轻孕中期的不适，减少异常情况发生。

1. 睡觉：增大的子宫使你必须采用侧卧位睡眠，尤以左侧卧为好。不过，单一的左侧卧会使心脏受压，所以适当的左右交替是必要的。

2. 骑自行车：必须选择平坦无颠簸的路面，也不要骑过久。

3. 做手工：不要同一个姿势过久，每隔一个小时要记得休息10 分钟。

4. 做饭：可以调节身心，但如果太热不舒服就要懂得离开过热处。

5. 画画：尽量不要用化学气味重的颜料。

6. 看电视：要离开屏幕至少2 米，而且注意节目内容要轻松愉快，同时不要长时间坐在沙发上不动。

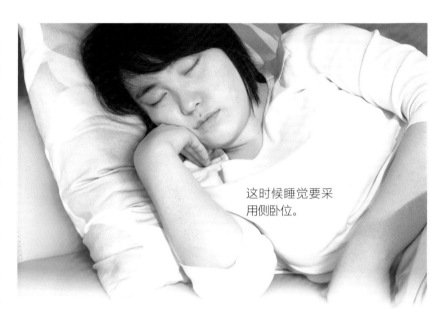

这时候睡觉要采用侧卧位。

孕妈妈经常出现的失误

1. 可疑妊娠没有及时检查：不少孕妈妈在开始出现某些不适反应时不以为然，一拖就是一两个月，这样，等意识到严重时，就已经造成畸胎或者流产了。

2. 不按期进行产前检查：按期进行产前检查，是及时发现妊娠并发症及胎位、胎宝宝异常等的保证。否则，容易错过最佳治疗时期。

3. 有病不用药，怕影响胎宝宝：孕期不可滥用药，但并不是不用药，如果出现某种疾病，还是要在医生的指导下正确用药，及早治愈疾病。

4. 接触有害物质：孕期应该注意避免和防止接触有毒有害物质，如农药，重金属铅、镉和甲基汞等，以及放射性物质。因此，孕妈妈要加强防范。不做 X 线检查，以免伤害胎宝宝。

要调节饮食，不要妊娠水肿

妊娠水肿是孕期的一种常见病症，一般发生在怀孕 6 个月以后。此时，胎宝宝逐渐增大，羊水增多，致使下肢静脉受压，血液回流受阻，因此常发生轻度下肢水肿。

若水肿经休息后仍不消失则为妊娠水肿。特点是：浮肿，病初先从两下肢开始，以后逐渐延至大腿、外阴以至下腹部，严重时也可波及上肢和脸部，并伴有尿量减少、体重明显增加等症状。妊娠水肿不但损害孕妈妈的身体健康，严重时也会影响到胎宝宝的正常发育。

 专家经验谈

红豆可以利水，用来煮粥，利水消肿，健脾养胃。适用于妊娠水肿、腿脚浮肿、肾炎水肿等症状。

调节饮食，减轻症状

预防和减轻妊娠水肿的最好方法是休息，并积极配合适当的饮食疗法。

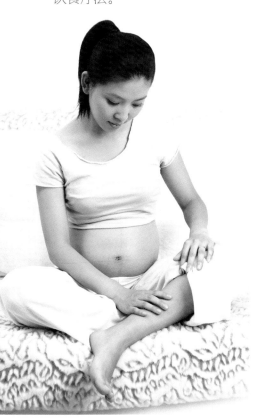

进食足够量的蛋白质。水肿的孕妈妈每天一定要保证摄入畜肉、禽肉、鱼、虾、蛋、奶等动物类食物和豆类食物。贫血的孕妈妈每周要注意进食 2~3 次动物肝脏以补充铁。

进食足够量的蔬菜水果。蔬菜和水果中含有人体必需的多种维生素和微量元素，它们可提高机体的抵抗力，加强新陈代谢，还具有解毒利尿等作用。

不要吃过咸的食物。水肿时要吃清淡的食物，不要吃过咸的食物，特别是不要多吃咸菜，以防水肿加重。

少吃或不吃难消化和易胀气食物。如油炸的糯米糕、红薯、洋葱、土豆等，以免引起腹胀，使血液回流不畅，加重水肿。

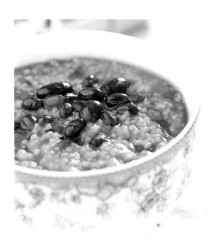

妊娠水肿食疗食谱

红豆粥

材料：红豆 50 克，粳米 100 克，白糖适量。

做法：①红豆洗净浸泡 4 小时，粳米淘洗干净。②红豆、粳米一起放入锅内，加水适量。煮沸后，用中火煮至豆烂米熟，出锅前加白糖调味即可。

孕前准备

孕早期（1~3个月）

孕中期（4~7个月）

孕晚期（8~10个月）

第23周

要关注胎宝宝变化，不要忽视他

很多在孕中期做过 B 超的孕妈妈，都很难接受此时"难看"的胎宝宝。我的宝宝就是这个样子吗？不是的，这只是暂时的。

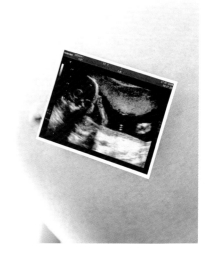

看看此时的胎宝宝

胎宝宝的体重不断增加，看上去滑溜溜的。胎宝宝的眉毛和眼睑已充分发育，小手指上也已长出了娇嫩的指甲。

尽管胎宝宝看起来已经很像小小婴儿了，但由于皮下脂肪尚未产生，胎宝宝的皮肤是红红的，而且皱巴巴的，样子像个小老头。皮肤的褶是为了给皮下脂肪的生长留有余地。胎宝宝的嘴唇、眉毛和眼睫毛已清晰可见，视网膜也已形成。胰腺及激素的分泌正处于稳定的发育过程中。此时在牙龈下面，乳牙的牙坯也开始发育了。

这个月，胎宝宝的呼吸系统也正在发育。他在不断吞咽羊水，这样促使他的消化系统也不断发展。

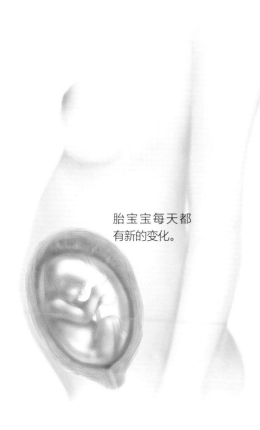

胎宝宝每天都有新的变化。

胎宝宝能做什么了

会撒尿：胎宝宝撒尿本身是一个生理过程，也是生长发育必不可少的一个功能。胎宝宝一边吞咽羊水一边向外排出。在孕中期以后，羊水量在很大程度上决定着胎宝宝的尿量。

 专家经验谈

这时，胎宝宝的身上覆盖了一层白色的、滑腻的物质——胎脂。它可以保护宝宝的皮肤，以免在羊水的长期浸泡下受到损害。不少胎宝宝在出生时身上都还残留着这些白色的胎脂。

要重视心电感应，不要刺激胎宝宝

妈妈和宝宝之间，不但血脉相连，而且还心灵相通。他们通过不同的途径彼此传递生理、行为和情感信息。

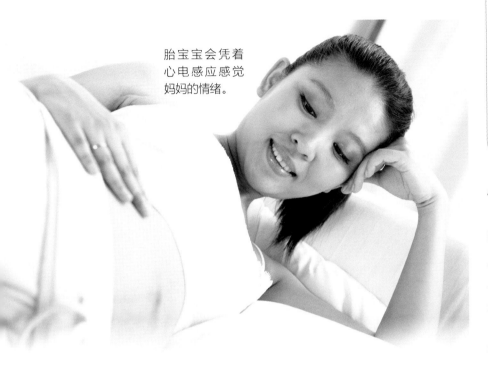

胎宝宝会凭着心电感应感觉妈妈的情绪。

专家经验谈

孕妈妈的情绪也会影响身体分泌激素的过程，使血液中化学成分发生变化，从而对胎宝宝的生长发育产生影响。因此，孕妈妈在孕期要尽量保持平和、宁静和愉快的心理状态。

心电感应的物质基础是激素

虽然心理学有很多证据证明，妈妈和宝宝之间存在超出物质之外的心电感应，但是这种感应离不开现实的物质基础，那就是激素。

胎宝宝的存在促进了母体分泌维持妊娠所需要的激素，并使母体产生孕育胎宝宝所必需的生理上的变化，如子宫增大、变软、乳腺增生、新陈代谢加快等。

心电感应

心灵的作用就是借着心电感应与妈妈沟通。胎儿期可以说是人类的一生中心电感应能力最强的时期。

胎宝宝借着心电感应感觉妈妈的情绪。

孕妈妈的情绪在变化的时候，腹中的胎宝宝也接受着相应的变化，当孕妈妈从心底觉得安详的时候，胎宝宝也能敞开心扉接受妈妈的各种波动。当孕妈妈感觉不安或焦躁、疑虑等心中有否定的情绪时，胎宝宝则迅速捕捉到妈妈的情感信息，变得躁动不安。一些毫无医学原因的自然流产正是由于孕妈妈的极度恐惧不安造成的。

胎宝宝与准爸爸的心电感应也是很强烈的。这种感应的强度深受爸爸对宝宝所怀有的爱的强度影响，其中的秘密高深莫测。

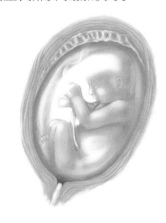

孕前准备　孕早期（1~3个月）　孕中期（4~7个月）　孕晚期（8~10个月）

要重视情商胎教，不要一味灌输知识

怀胎十月，孕妈妈同时担负着两个生命的新陈代谢和喜怒哀乐，实在不是件很轻松的事。妈妈难过、悲伤、紧张的情绪都会通过神经系统分泌的激素随着血液进入胎宝宝体内，会使胎宝宝产生与妈妈一样的情绪特征。

胎教中情商重于智商

保持愉悦的心情是情商胎教的重要功课。如果孕妈妈心情舒畅，宝宝的情感、个性、智慧和能力等方面就是良好的。出生后宝宝的直觉力、想象力、空间感、创造力都比较好。

胎教与未来的幼儿教育一样，不能只灌输知识，而要培养宝宝在未来人生中的一种健康心态。如果孕妈妈平时要忙于工作，也不必刻意花时间进行专门的情商胎教，只要在平时的生活中保持平和愉悦的心态就好。夫妻双方要配合，给肚子里的宝宝创造一个良好的氛围，让宝宝生活在充满爱与信任的世界里。

要轻松自在，不要宝宝不愉快

大声唱喜欢的歌

唱歌会使整个人放松、消除紧张，妈妈放松，宝宝自然就自在了。

在阳光下散步

散步是最能让人放松的运动。在天气好、空气清新的时候散步不只是一种享受，还能让肚里的宝宝享受太阳浴和轻微震荡带来的按摩效果，他会和妈妈一样心情愉快。

欣赏大自然的美

多到大自然中去欣赏美丽的景色。美对孕妈妈和胎宝宝都有积极的作用。孕妈妈在大自然中感受到这一切，将感受传递给胎宝宝，就使得胎宝宝也能受到大自然的陶冶。

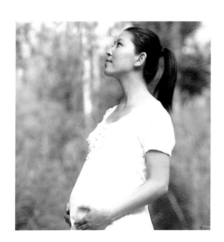

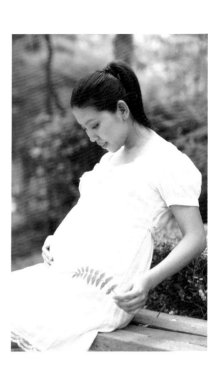

专家经验谈

追求美本身就是很好的胎教。在怀孕期间不仅要保持精神焕发，穿着整洁，举止得体，体现自己的外在美，还要适当丰富自己的精神生活，来增加情趣，丰富内涵，陶冶情操，提高自己的内在美。

第 24 周

要优质睡眠，不要孕期失眠

促进胎宝宝生长的激素会在孕妈妈睡眠的时候由脑下垂体不断产生出来，这也是为什么睡眠对成长中的胎宝宝如此重要的原因。

睡眠对怀孕中后期的妈妈也同等重要。睡眠能使孕妈妈的身心得到及时的调整，保证最基本的健康。

但是怀孕带来的许多不适，包括恶心、烧心、肢体疲惫、打鼾等，都会影响到睡眠。怎样才能保证优质的睡眠呢？

改变坏习惯

烟和酒精既会对胎宝宝造成伤害，也会让孕妈妈难以入睡，所以戒除烟酒意义非常。此外，含咖啡因的饮料，诸如茶、咖啡、碳酸饮料等，特别是下午和晚上，要完全避免。

改善卧室环境

花点时间把卧室布置得更加舒适，能帮助孕妈妈更轻松地入睡。孕妈妈可能比平常人更怕热，所以要让房间保持凉爽。尽可能减少灯光和噪声，它们容易让孕妈妈从浅睡中醒来。

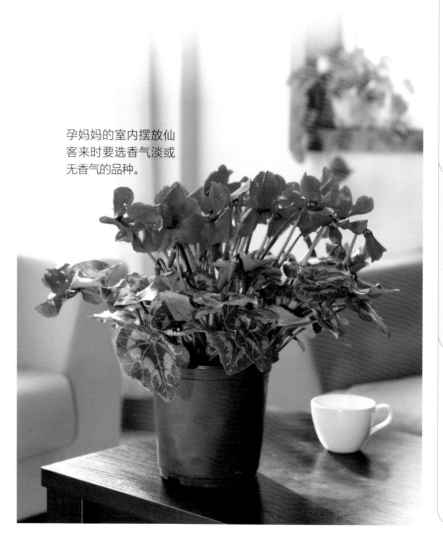

孕妈妈的室内摆放仙客来时要选香气淡或无香气的品种。

运动后要充分休息再上床睡觉

虽然孕期运动对孕妈妈的身心健康都非常有益，但如果运动之后没有充分的时间放松，也会妨碍睡眠。有研究表明，运动时间距睡觉时间太近可能影响到睡眠的深度。

学会小睡

白天小睡 30~60 分钟能够让人更清醒，记忆力更好，通常还能减轻疲劳的症状。不过要记住，白天睡觉时间太长可能会影响到晚上的睡眠质量。

建立规律

孕妈妈下班回家后，要从容不迫地吃晚餐，并且尽量放松。吃完饭后，做一些安静的事情，比如读书或洗个温水澡放松一下。还有，试着每天早晚都在同一时间上床睡觉和起床，会调整好身体的生物钟，有利于保证睡眠的质量。

晚上少喝水

怀孕后身体需要大量水分，但是早上可以多喝一些，下午晚些时候和傍晚则要少喝一些，这样有助于减少夜里上厕所的次数，保持连贯的睡眠。

晚饭早点儿吃

像辣椒之类的辛辣食物或西红柿之类的酸性食物，不管怎么做，都可能引起烧心和消化不良，晚饭尽量不吃这些。临近睡觉时吃大餐也会引起消化问题，相反，早一点儿吃饭，吃得简单些，让睡前有两三个小时的时间来消化晚饭，这样可以帮助一夜安睡。

睡不着就顺其自然

如果夜里醒来，别担心。孕期睡不安稳是很正常的现象，虽然不太可能立即睡上整夜觉，但慢慢地调整自己，最终会建立起一套有效的睡眠程序。

专家经验谈

有很多自助技巧可以帮助孕妈妈入睡，比如引导想象、深呼吸、渐进性肌肉放松等。

如果好长时间仍然睡不着，就起来去另一个房间，听听舒缓的音乐或看本杂志，当觉得困了时，再回到床上去。

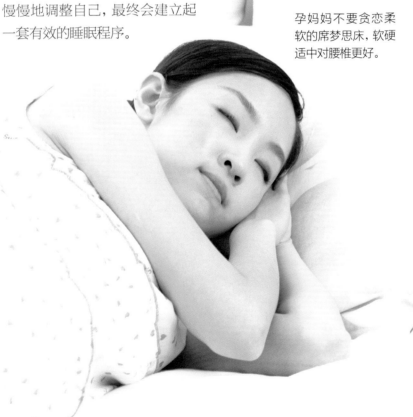

孕妈妈不要贪恋柔软的席梦思床，软硬适中对腰椎更好。

要检查家庭药箱，不要忽视用药宜忌

臃肿起来的身躯使活动越来越不如意了，可身体偏偏又经常出问题。所以孕妈妈最好有一个自己的家庭药箱，一些可能用得着的药品就放在手边，做到有备无患。

家庭药箱放些什么药

补血药。孕中期，孕妈妈的血容量增加，对铁的需要量相应增加，单靠每日的饮食补充也许是不够的，应准备常规补铁剂，如硫酸亚铁，以防贫血。

助消化药。尽管过了孕吐阶段，孕妈妈也常有恶心、呕吐、消化不良等症状。所以健脾胃的中药要常备。

防治痔疮的药。孕后期，腹压增加及子宫增大压迫和影响静脉回流，导致静脉日趋曲张，因而可能加重痔疮的发生和发展，所以要准备一些防治痔疮的外用药剂。

补钙药。孕期需要长期补钙，所以补钙药要随时预备。

常备各种维生素

各种维生素有不同的作用，饮食中一有问题就会导致维生素缺乏或者不平衡，所以要适当预备一些。

 专家经验谈

孕妈妈由于免疫力下降，可能稍不注意就会患感冒，当症状严重时，要向医生询问，服用适当的药物，以免引起脑膜炎、支气管炎或肺炎等并发症。

此外，在怀孕六个月时，胎宝宝的各个器官已经形成，只是尚未发育成熟，而脑部的发育也正在开始，如果你没有严重贫血或营养不良的情形，就不要用中药补品，以免胎宝宝成长过快，造成生产困难。

安全服药，谨遵医嘱，什么时候都应该这样。

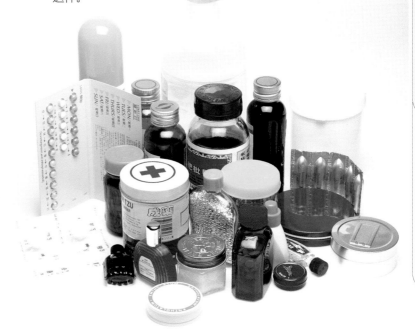

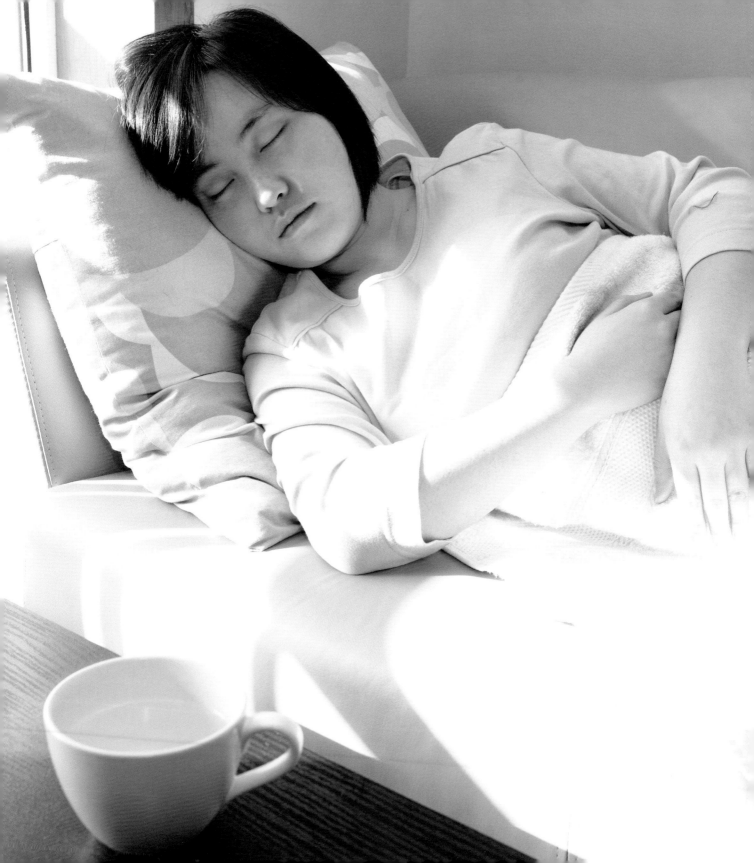

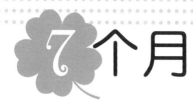

7 个月

肚子更大了，出行非常不方便，连航空公司对孕妈妈也"敬而远之"了。这个时期还有诸如妊娠糖尿病、妊娠高血压以及早产的危险。因此，孕妈妈的行动必须更加小心了。

准爸爸课堂：做妈妈宝宝的催眠师

充足的睡眠对这个时期的孕妈妈非常重要，而身体的各种不适往往会干扰孕妈妈的安睡。由于孕期失眠不适合使用催眠药物，所以，准爸爸要积极学习催眠本领，做好妈妈宝宝的催眠师。

做好孕妈妈的生活调理，改善睡眠

一旦孕妈妈出现睡眠差或失眠症状，要以生活调理为主来改善睡眠质量。

1. 制定并督促形成规律的作息时间，如同饮食一样，睡眠也要定时定量。

2. 摸索规律，让孕妈妈采取最佳的睡眠方式并形成习惯。

3. 创造良好的睡眠环境，如布置安静舒适的卧室环境等。

4. 做好孕妈妈的心理调整，必要时可带孕妈妈去看心理医生，接受指导。

学习专业的催眠知识，有备无患

为了万无一失地保证孕妈妈有足够的睡眠，准爸爸也可以学习一些专业的催眠知识和技术，以便在必要的时候派上用场。

选购专业的"催眠音乐"

在孕妈妈入睡前可以播放催眠音乐作为背景声。神奇的催眠音乐可使不同频率的声波传递至脑部，让人更快乐地进入睡眠状态。

掌握基本的催眠语言

催眠现象是人的一种自然的反应，在适合的环境中，使用带有催眠作用的语言和孕妈妈交谈，会自然而然地帮助孕妈妈入睡。

1. 调整身体状态：用标准的简单重复的语言提示孕妈妈放松身体、放慢呼吸。一般从头开始，一直到脚，任何一个部位都不要落下，重复本身就能使人产生困意。

2. 等孕妈妈进入平静状态，可以带领孕妈妈一起回忆一段甜蜜的往事，或者勾画未来温馨的场景，语言要简单、明了、缓慢。

3. 引导孕妈妈说出自己内心的困扰，适当安慰，直到孕妈妈露出微笑，神色平和。

4. 调大催眠音乐的音量，和孕妈妈一起欣赏，一起重复做第一阶段的放松练习。

要轻松食疗，不要妊娠高血压综合征

蛋白尿，水肿	鲤鱼红豆汤	鲤鱼 1 条，红豆 60 克。将鲤鱼去鳞及内脏，与红豆同放在锅内用小火炖，不用加食盐，待鱼熟豆烂时进服。每日 1 次，连服 3~5 日，有利尿作用
	鲤鱼大蒜草蔻汤	大蒜 10 克，草蔻 20 克，鲤鱼 1 条。将鲤鱼去鳞及内脏，将大蒜捣碎并加糖适量，加入草蔻，煮熟，饮汤食鱼
	冬瓜黄芪鲤鱼汤	冬瓜 250 克，黄芪 15 克，生姜 10 克，鲤鱼 1 条。将鲤鱼去鳞及内脏，与所有原料一起煮汤，并加少许红糖
高血压	芹菜粥	芹菜连根 120 克，粳米 100 克。将芹菜洗净，切成 6 厘米长的段，粳米淘净。芹菜和粳米放入锅内，加清水适量，用大火烧沸后转用小火炖至米烂成粥，再加少许盐搅匀即成
	绿豆海带粥	绿豆、海带各 100 克，粳米适量。将海带切碎与绿豆、粳米同煮成粥。可长期当晚餐食用
	荷叶粥	新鲜荷叶 1 张，粳米 100 克，冰糖少许。将鲜荷叶洗净煎汤，再用荷叶汤同粳米、冰糖煮粥。早晚餐温热后再吃
	醋泡花生米	生花生米浸泡醋中，5 日后食用。每天早上吃 10~15 粒，有降压、止血及降低胆固醇的作用
	何首乌红枣粥	何首乌 60 克，加水煎浓汁，去渣后加粳米 100 克，红枣 3~5 个，冰糖适量，同煮为粥，早晚食之。有补肝肾、益精血、乌发、降血压之功效
	淡菜荠菜汤	淡菜、荠菜各 10~30 克，每日煮汤喝。15 日为一疗程，对降压有效
	胡萝卜汁	每天约需 1000 毫升，分次饮服。医学研究证明，高血压患者饮胡萝卜汁，有明显的降压作用

要明确药物副作用，不要伤胎中成药

药物类型	副作用	不宜服用的中成药
清热类	具有清热解毒、泻火等功效的中成药，在孕早期服用，可能引发胎宝宝畸形，孕后期服用则易导致宝宝智力低下	六神丸、牛黄解毒丸、片仔癀、犀黄丸、败毒膏、消炎解毒丸等
痹症类	以祛风、散寒、除湿止痛为主要功效的中成药，其中的某些成分有损胎宝宝神经的发育	虎骨木瓜丸、大活络丸、天麻丸、华佗再造丸、伤湿祛痛膏、抗栓再造丸等
消导类	有消食、导滞、化积作用的中成药，具有活血行气、攻下利湿的功效，易导致流产	槟榔四消丸、清胃中和丸、九制大黄丸、香砂养胃丸、大山楂丸等
泻下类	有通导大便、排除肠胃积滞或润肠通便等作用的中成药，其攻下力甚强，有损胎气	十枣丸、舟车丸、麻仁丸、润肠丸等
理气类	具有舒畅气机、降气行气之功效的中成药，因其多下气破气，被列为孕妇禁忌药	木香顺气丸、十香止痛丸、气滞胃痛冲剂等
理血类	有活血祛瘀、理气通络、止血等功效的中成药，其祛瘀活血力过强，易导致流产	七厘散、小金丹、虎杖片、脑血栓片、云南白药、三七片等
醒脑类	具有开窍醒脑功效的中成药，因内含麝香，辛香走窜，易损伤胎儿之气，用之恐导致堕胎	冠心苏合丸、苏冰滴丸、安宫牛黄丸等
驱虫类	具有驱虫、消炎、止痛等功效，能够驱除肠道寄生虫的中成药，其为攻伐有毒之品，易导致流产、胎宝宝畸形等	囊虫丸、驱虫片、化虫丸等
祛湿类	凡治疗水肿、泄泻、痰饮、黄疸、淋浊、湿带等中成药，皆具有化湿利水、通淋泄浊之功效，故孕妈妈不宜服用	利胆排石片、胆石通、结石通等
疮疡类	以解毒消肿、排脓、生肌为主要功效的中成药，其所含大黄、红花、当归为活血通经之品，或含有毒性成分，对孕妈妈及胎宝宝不利	祛腐生肌散、疮疡膏、败毒膏、百灵膏、百降丹等

孕前准备　孕早期（1~3个月）　孕中期（4~7个月）　孕晚期（8~10个月）

第 25 周

要营养冲刺，不要体重超标

　　这个月胎宝宝的生长速度依然较快。胎宝宝身体的生长、孕妈妈的细胞修复等全都需要能量。而如果胎宝宝比较小，现在就是给他补充养分的最后冲刺阶段，孕妈妈要加油吃。

　　同时，孕妈妈也要继续关注自己的体重增加情况，如果体重增长较快，就要控制高热量的饮食。在保证营养供应的前提下，坚持低盐、低糖、低脂饮食。

一日食谱推荐	
早餐	鲤鱼麦片粥 1 碗，豆沙包 50 克，蔬菜适量
加餐	牛奶 300 毫升，全麦面包 2 片
午餐	红薯饭 100 克，豆焖鸡翅 100 克，虾仁豆腐 100 克，瑶柱翡翠汤、蔬菜各适量
加餐	菠萝和桃子各 100 克
晚餐	花卷 100 克，猪蹄香菇炖豆腐 150 克，凉拌莴笋 50 克

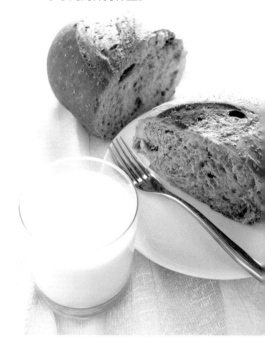

早餐吃好吃饱，有利于孕妈妈保持体重。

要碳水化合物，不要热量缺乏

　　碳水化合物是人类从膳食中取得热量最经济和最主要的来源。碳水化合物摄入不足，孕妈妈会热量缺乏，出现消瘦、低血糖、头晕、无力甚至休克。胎宝宝则生长发育缓慢。

　　但是若摄入过量，就会转化成脂肪储存于体内，可导致肥胖，血脂、血糖升高，生产巨大儿，甚至导致宝宝患 2 型糖尿病。

孕妈妈碳水化合物摄入量

　　一般认为，碳水化合物的摄入量在总热量摄入量中占 60%~70% 为宜，约合每天 500 克的主食。

食物来源

　　碳水化合物的主要来源有：蔗糖、谷物（如水稻、小麦、玉米、大麦、燕麦、高粱等）、水果（如甘蔗、甜瓜、西瓜、香蕉、葡萄等）、坚果、蔬菜（如胡萝卜、红薯等）等。

补充碳水化合物推荐饮食单品——南瓜

南瓜含有丰富的碳水化合物、维生素 A、维生素 C 及微量元素锌，也是补充叶酸、钾的优质食材，孕妈妈整个孕期都可以经常食用。同时，南瓜中丰富的果胶可以延缓肠道对糖和脂质的吸收，清除体内重金属和部分农药，对于孕妈妈和胎宝宝的健康有很好的促进作用。

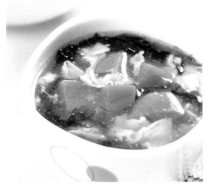 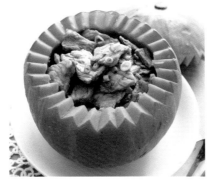 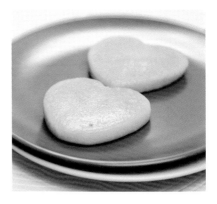

南瓜紫菜蛋花汤

材料：南瓜 100 克，紫菜 30 克，鸡蛋 1 个，盐适量。

做法：①南瓜洗净，去皮，切小块；紫菜用清水冲洗；鸡蛋磕入碗中。②锅中加适量清水烧热，放入南瓜、紫菜同煮。③南瓜绵软后，淋入蛋液，稍煮，加盐即可。

南瓜蒸肉

材料：小南瓜 1 只，五花肉 150 克，料酒、酱油、甜面酱、白糖、葱末、姜末各适量。

做法：①将南瓜洗净削去外皮，用小刀在瓜蒂处开一个小盖子，挖出瓜瓤。②五花肉洗净，切成大片，放在碗内，加入料酒、酱油、甜面酱、白糖、葱姜末拌匀，装入南瓜中，盖上盖子，用中火蒸 2 小时取出，盛入碗盆内即可。

南瓜饼

材料：南瓜 350 克，面粉 150 克，蜂蜜适量。

做法：①将南瓜洗净，去掉皮和瓤后，切成小块，放入蒸锅中蒸熟捣成泥。②加入蜂蜜、面粉和匀后，分成若干份，做成大小统一的圆饼。③锅中倒油，烧至五成热时，将圆饼放入煎至金黄色即成。

要提早预防，不要妊娠糖尿病

从这个月开始，一些孕期特有的疾病会明显起来，最常见的是妊娠糖尿病。

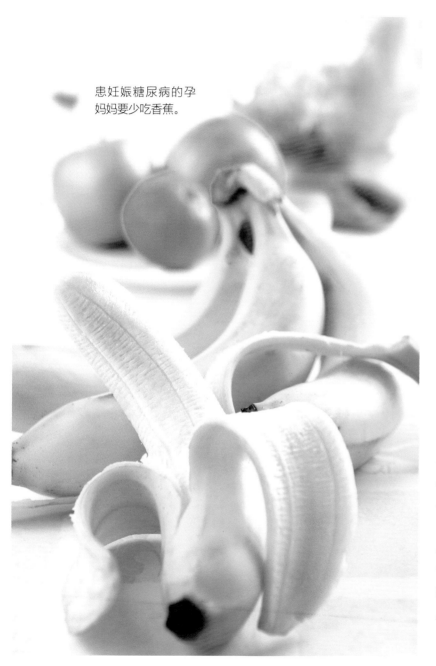

患妊娠糖尿病的孕妈妈要少吃香蕉。

"糖妈妈"是怎么形成的

"糖妈妈"越来越多的现象，除了有遗传因素影响外，孕妈妈的饮食习惯也是主要原因。

激素干扰胰岛素导致妊娠糖尿病：女性受孕以后，激素分泌增多，它们在人体组织外围有抵抗胰岛素的作用。随着孕周的增加，不断增多的雌激素和孕激素促使机体分泌更多的胰岛素保持正常的糖代谢。由于个体差异，并不是所有孕妈妈对胰岛素都有那么好的代偿能力，对于代偿能力不是那么好的孕妈妈，可能会表现出糖代谢异常或者胰岛素敏感性不够。

精糖饮食加重胰岛素问题：复合碳水化合物是大脑的最佳能量来源，而过多的食糖和精炼碳水化合物会使血糖不平衡，产生胰岛素问题，从而使身体对体内胰岛素不能做出正确反应，而胰岛素又是用来保持血糖平衡的物质。另外，每一勺食糖都会消耗一定量的B族维生素，在蔗糖提纯为食糖的过程中，大量的矿物质流失了。

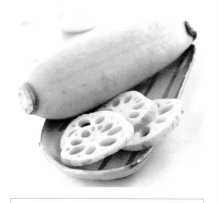

妊娠糖尿病隐患多

1. 妊娠糖尿病严重时可能导致新生儿猝死。

2. 妊娠糖尿病容易导致胎宝宝过大，不但会增加孕妈妈的负担，同时也会增加宫内窘迫和手术产的发生率。

3. 妊娠糖尿病也会导致新生儿低血糖的发生。因为在母体内，胎宝宝的营养直接来自母亲血液中的葡萄糖，血糖浓度过高会使胎宝宝产生依赖性，当新生儿脱离母体后，自身无法维持高血糖浓度下的胰岛素分泌，就会出现吞咽困难、苍白、颤抖、呼吸困难和躁动等低血糖症状。

4. 此外，妊娠糖尿病还会威胁孕妈妈的身体健康。据有关资料显示，得过妊娠糖尿病的女性，患2型糖尿病的概率加大。这表明，如果妊娠期得过糖尿病，即便已经痊愈，也要注意饮食和锻炼，否则中年以后仍有患糖尿病的危险。

5. 容易导致胎宝宝胎肺成熟速度减慢，患新生儿呼吸窘迫综合征及早产。

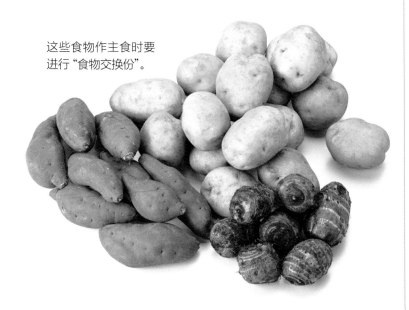

这些食物作主食时要进行"食物交换份"。

专家经验谈

有60%~80%的妊娠糖尿病患者，通过严格的饮食控制和运动疗法就能够控制住血糖，饮食控制是妊娠糖尿病治疗的基础，是重中之重。

1. 咨询营养师，牢记自己一天应该摄入的食物总量，不随意增减。

2. 培养良好的饮食习惯，不偏食，食物种类多样。定时定量定餐定性，不过饥过饱。

3. 饮食清淡，控制植物油及动物脂肪的用量，少用煎炸的烹调方式，多选用蒸、煮、炖等烹调方式。

4. 少吃甜食。

5. 水果根据病情食用，通常在两次正餐之间作为加餐食用，如病情控制不满意时应暂时不食用。

6. 土豆、红薯、芋头、莲藕等可以算做主食。

孕前准备

孕早期（1~3个月）

孕中期（4~7个月）

孕晚期（8~10个月）

第 26 周

要轻松食疗，不要焦虑困扰

有一项对 9000 名孕妈妈的调查表明，大约有 10%的人遭遇过不同程度的孕期焦虑症。

焦虑的坏影响

极度的焦虑会使人的理智活动产生障碍，表现出非理性的动作和行为。长时间焦虑，心理上得不到松弛，会导致身心疾病。焦虑的孕妈妈容易早产或者生育出低体重婴儿，出生后的宝宝也容易表现出焦躁难安。

焦虑食疗食品

食物是影响情绪的一大因子，选对食物的确能安抚情绪、改善忧郁和焦虑。孕妈妈不妨在孕期依靠饮食的调整来达到抗压及抗焦虑的功效。

●富含B族维生素的食物——鸡蛋、酵母粉、深绿色蔬菜、牛奶、优质肉类、谷类。B 族维生素是维持健康神经系统及构成脑神经传导物质的必需物质。摄取足够的 B 族维生素，能有效预防疲劳，改善食欲不振等。

●富含维生素 C 的食物——新鲜水果。多数的水果都含有丰富的维生素 C。缺乏维生素 C 会导致孕妈妈疲乏无力、精神烦躁，多吃新鲜水果可避免焦躁不安。

●镁具有放松神经的作用。富含镁元素的食物——空心菜、菠菜、发菜、豌豆、红豆。

●钾离子有稳定血压和情绪的作用，孕妈妈不妨吃些富含钾的食物，让心情更加愉快。富含钾离子的食物——香蕉、瘦肉、坚果类、绿色蔬菜、西红柿、梨等。

●深海鱼油含有 EPA、DHA 两种多元不饱和脂肪酸，有助于缓和情绪。深海鱼是 Ω-3 脂肪酸的食物来源，与常用的抗忧郁药有类似的作用，可以缓解部分紧张情绪。每天增加服用 Ω-3 脂肪酸，能明显疏解忧郁症患者的症状。

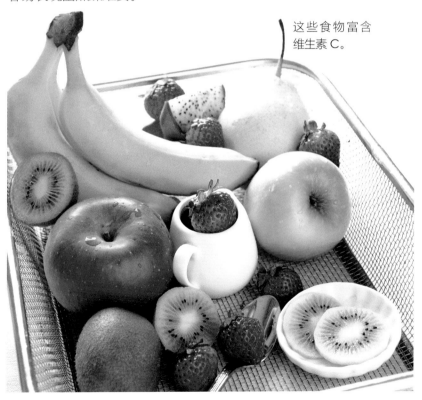

这些食物富含维生素 C。

要保护胎宝宝，不要亲近小动物

女人喜欢小动物，怀孕的女人更加喜欢小动物，可是医生说怀孕期间最好不养宠物，最好不要接触任何小动物，为什么呢?

小动物携带弓形虫

猫、狗等小动物身上往往潜藏着一些病毒或者寄生虫，而其中弓形虫(即弓形体原虫)是对孕妈妈和胎宝宝最具破坏力的一种。

孕妈妈感染弓形体原虫后，可经血液循环到达胎盘，破坏胎盘的绒毛膜结构，造成母体与胎宝宝之间的物质交换障碍，使氧气及营养物质供应缺乏，胎宝宝的代谢产物不能及时经胎盘排泄，会致胚胎死亡而发生流产。慢性缺氧也会导致胎宝宝宫内发育迟缓或死胎。除此以外，更为严重的是弓形体原虫可引起先天性心脏病、小头、脑积水、脊柱裂等多种先天畸形。

　专家经验谈

弓形体原虫是一种寄生虫，病原体很微小，主要寄生在网状内皮细胞之中，也可侵袭除成熟红细胞外的任何组织细胞。许多小动物如猫、狗和鸽等身上都容易寄生弓形体原虫。

去医院做个检查

现在医院里都能做是否感染弓形虫的检验(TORCH检验)，实在担心自己是否被感染，可以去检验一下。

如果孕妈妈的检验显示已经感染过弓形虫，可以不用担心，因为体内已经产生了抗体。

如果显示从未感染过，则表明没有免疫力，那就要在整个怀孕期间，远离宠物。

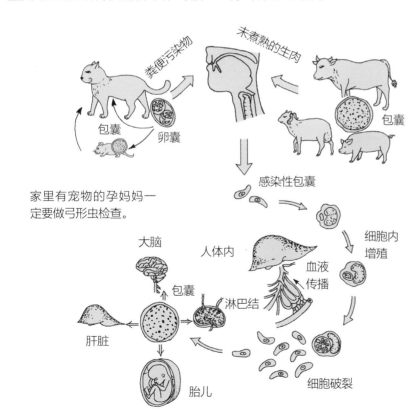

家里有宠物的孕妈妈一定要做弓形虫检查。

要正确坐卧姿，不要太随意

随着体重不断增加，孕妈妈需要越来越严格地采取孕期自我保护措施。即使去商场购物和操持家务是每天不可或缺的功课，也要根据身体的变化及时调整自己的行为方式。

俯身弯腰

此时胎宝宝的体重会让孕妈妈的脊椎压力增大，并引起背部疼痛，因此要尽可能避免俯身弯腰的动作。如果需要从地面捡拾东西，俯身动作不仅要轻轻向前，还要先屈膝，并把全身的重量分配到膝盖上。

起身

起身须缓慢有序，以免腹腔肌肉过分紧张。仰躺着的孕妈妈要先侧身，肩部前倾，屈膝，然后用肘关节支撑起身体，盘腿，以便腿部从床边移开并坐起来。

站立

选择让身体最舒适的姿势站立，如收缩臀部，让腹腔肌肉支撑脊椎。需长时间站立的孕妈妈，为促进血液循环可尝试把重心从脚趾移到脚跟，从一条腿移到另一条腿。

坐姿

正确的坐姿是要把后背紧靠在椅子背上，必要时还可以在靠肾脏的地方放一个小枕头。

徒步行走

徒步行走可增强腿部肌肉的紧张度，预防静脉曲张，并增强腹腔肌肉。但一旦感觉疲劳，就马上停下来，找身边最近的凳子坐下休息 5~10 分钟。散步前要选择舒适的鞋，以低跟、掌面宽松为好。

专家经验谈

乘坐公共汽车时，为了自己的身体和未出生的胎宝宝着想，孕妈妈千万不要不好意思给自己找座位，因为急刹车会让你失去平衡而摔倒。另外，要等车完全停稳后才能下车。

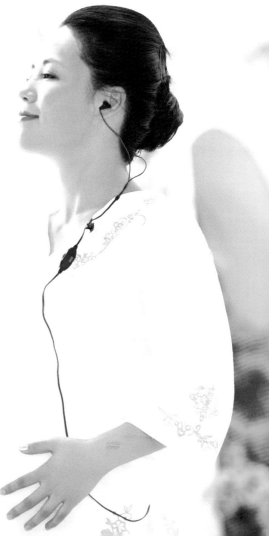

孕妈妈不宜久坐，工作要量力而行，多出去散散心透透气。

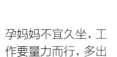

第 27 周

要重视腹痛，不要妊娠并发症

在整个怀孕期间，都可能出现腹痛的情况，但在不同的时期，腹痛的原因可能不一样。

在孕早期出现腹痛，特别是下腹部疼痛，首先应该想到是否是妊娠并发症。常见的并发症有先兆流产和宫外孕。

而孕中期，随着子宫增大，子宫圆韧带也被牵拉，很多孕妈妈都会感觉有些腹痛。这种疼痛，多位于下腹部子宫一侧或双侧，呈牵扯痛、钝痛或隐痛，走较远的路或者变换体位时，疼痛会变得更明显。孕妈妈不用担心，多卧床休息就可缓解。

 专家经验谈

因为怀孕期间腹痛有很多原因，且病理腹痛与因妊娠而引起的腹部不适难以区别，腹痛的部位、时间、疼痛程度等各不相同，不经检查很难知道腹痛的原因。为了使母婴平安，感到腹痛时还是应及早去医院诊治。

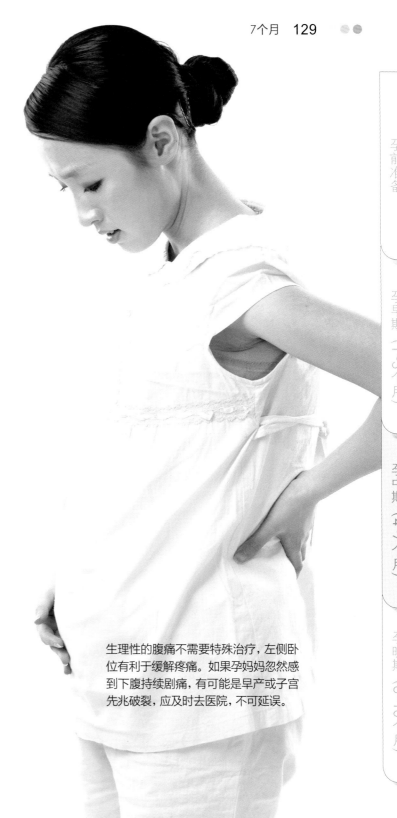

生理性的腹痛不需要特殊治疗，左侧卧位有利于缓解疼痛。如果孕妈妈忽然感到下腹持续剧痛，有可能是早产或子宫先兆破裂，应及时去医院，不可延误。

孕前准备

孕早期（1~3个月）

孕中期（4~7个月）

孕晚期（8~10个月）

孕7月腹痛

孕中后期时，随着胎宝宝不断长大，孕妈妈的腹部以及全身负担也逐渐增加，再加之接近临产，出现腹痛的次数会比孕中期明显增加，原因也更加复杂。

1.宝宝逐渐长大，孕妈妈腹腔内压力也随之升高。如果孕妈妈的食管裂孔（食管通过此裂孔下行与胃相连）增宽，可能会出现"食管裂孔疝"，因而腹痛。此时腹痛多伴有胸闷、气短、胸痛、胃里返酸、打嗝等症状。

食管裂孔疝这种疾病在孕期有 30%~50% 的发生率，孕晚期有时症状更为明显。所以建议孕妈妈少食多餐，少吃太甜、太辣、太黏的食物；饭后不宜平卧在床上，也不要躺得太低，尽量少弯腰以减轻胃部反酸；保持大便通畅。如果发现有胃部返流症状，可在躺卧的时候将上半身抬高20°左右。

2.随着胎宝宝逐渐长大，孕妈妈的子宫也在逐渐增大。增大的子宫不断刺激肋骨下缘，可引起孕妈妈肋骨钝痛。一般来讲这属于生理性的，不需要特殊治疗，左侧卧位有利于缓解疼痛。

3.在孕后期，孕妈妈夜间休息时，有时会因假宫缩而出现下腹阵痛，通常持续仅数秒钟，间歇时间长达数小时，白天症状即可缓解，无须特殊治疗。

4.胎盘早剥：多发生在孕后期，孕妈妈可能有妊娠高血压综合征、慢性高血压病、腹部外伤。下腹部撕裂样疼痛是典型症状，多伴有阴道流血。腹痛的程度受早剥面积的大小、血量多少以及子宫内部压力的高低和子宫肌层是否破损等综合因素的影响，严

重者腹痛难忍、腹部变硬、胎动消失甚至休克等。所以在孕后期，患有高血压的孕妈妈或腹部受到外伤时，应及时到医院就诊，以防出现意外。

5.如果孕妈妈忽然感到下腹持续剧痛，有可能是早产或子宫先兆破裂，应及时到医院就诊，切不可拖延时间。

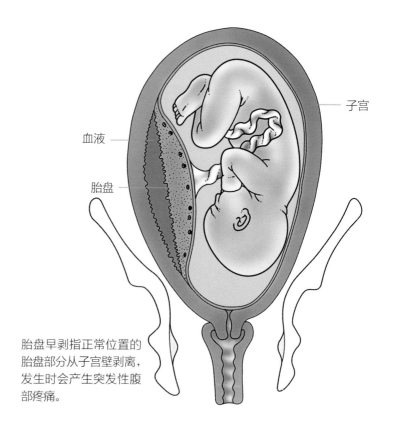

子宫

血液

胎盘

胎盘早剥指正常位置的胎盘部分从子宫壁剥离，发生时会产生突发性腹部疼痛。

要防微杜渐，不要妊娠高血压

妊娠高血压是孕期特有的病症，多数发生在孕中晚期与产后两周。其中一部分还伴有蛋白尿或水肿出现，称之为妊娠高血压综合征，也叫妊娠中毒症、先兆子痫等，此病严重威胁着孕妈妈和胎宝宝的健康和生命，而且还可能导致远期后遗症。

严重时的症状

病情严重者会产生头痛、视力模糊、上腹痛等症状，若得不到适当治疗，可能会引起全身性痉挛甚至昏迷。抽搐昏迷，这是病情最严重的表现，可发生在产前、产时或产后。

妊娠高血压综合征的预防

1. 每日补钙1~2克，可以预防妊娠期高血压疾病。

2. 控制体重，保持营养平衡和足够的睡眠。

3. 采取左侧卧位睡姿，减轻子宫对主动脉、髂动脉的压迫。

4. 平和的心情，如观光赏景、听优美的乐曲、看本好书，都可以使人心境平和。

专家经验谈

孕妈妈应注意休息和保持愉快的心情，每天休息不少于10小时。孕中后期时应多吃一些富含蛋白质、维生素、铁、钙、镁、硒、锌等微量元素的食物及新鲜蔬果，减少动物脂肪及盐的过量摄入。

妊娠高血压综合征孕妈妈的护理

1. 症状较轻时可以适当减轻工作或在家休息，房间应保持安静、整洁。睡眠时多取左侧卧位以利于子宫胎盘的血液供应。

2. 蛋白质摄入要充足，以豆类及鱼、牛奶、鸡蛋等脂肪少的优质蛋白质为主，量要充足。还要吃富含维生素和无刺激性的食物。

3. 准爸爸对孕妈妈要亲切热情，关心和体贴，以消除其思想顾虑和焦急情绪，避免一切不良的刺激。

4. 病情严重时须住院。避免声光刺激，室内挂遮光窗帘，灯光须暗淡，空气要流通，保持绝对安静。严密观察病情，发现异常及时报告医生。

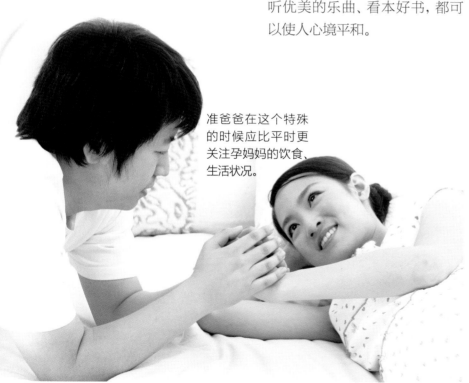
准爸爸在这个特殊的时候应比平时更关注孕妈妈的饮食、生活状况。

第 28 周

要保持清洁，不要邋里邋遢

怀孕不仅带来一个可爱的宝宝，也给孕妈妈的容颜带来了前所未有的改变。美是女人终生的事业，在怀孕期间也是一样。

加强口腔卫生

现在要特别注意口腔卫生，要养成餐后漱口、使用牙线、早晚刷牙的好习惯，这些非常必要。

头发保持清爽

整个怀孕期间都保持易梳理的发型，使头发好看而健康，并且要远离化学制剂，只要保持头发清洁清爽就可以了。

勤洗澡

如果在夏天，每天洗澡会显得尤为重要。用温水冲洗，穿纯棉的内衣，天然而非人造纤维做的衣服能使孕妈妈保持凉爽。

做好防晒

适当晒太阳，可帮助孕妈妈吸收维生素 D 和钙，但孕妈妈的皮肤也易受到阳光损伤，因此可适当使用防晒霜来保护皮肤。

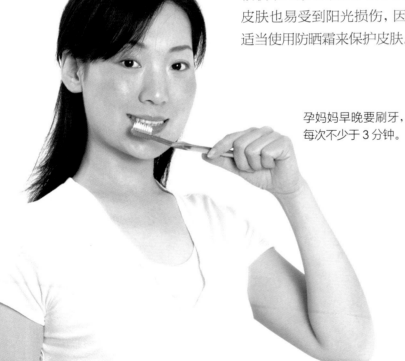

孕妈妈早晚要刷牙，每次不少于 3 分钟。

 专家经验谈

指甲油可能挥发有毒的香味，进而影响你和胎宝宝的健康，如果你真的要涂指甲油，请挑选通风的房间或干脆到室外，避免吸入太多有毒的气体。

要谨慎护肤，不要有害化妆品

经常听到有人说美容产品对孕妈妈及胎宝宝的健康都会产生影响，那么，孕妈妈应该如何选择护肤品呢？

基础护肤类产品没有大影响

孕妈妈应选择品质好、有保证、成分单纯，以天然原料为主导的、性质温和的普通清洁类和基础护肤类护肤品。

使用化妆品要慎重

最好不要使用彩妆、口红、指甲油等美容化妆产品。这些产品里面多含有重金属，会被皮肤吸收，进入血液循环，进而影响到腹中的胎宝宝。

美白嫩肤不要做

美白产品多少都有化学成分在里面，例如铅，有较好的美白、祛斑效果，但铅很容易被人体吸收，通过胎盘进入胎宝宝体内。

要加强保健，不要孕期不适

到了孕7月，孕妈妈普遍会对自身的健康状况产生怀疑，这也是无可避免的。此时，踏踏实实做好自身的保健，是孕妈妈减少孕期不适的有效途径。

1. 多吃一些富含胶原蛋白的食物如猪蹄、羊蹄等，有利于增加皮肤弹性，缓解妊娠纹。

2. 选用合适的乳罩来托护乳房，使用维生素E油进行局部按摩可以增加皮肤弹性；用温水擦洗乳头，然后用植物油或鲜牛奶擦涂乳头，可以起到防止乳头干裂的作用。

3. 每天中午躺下休息一会儿；经常变换身体的体位和姿势，不要久坐也不要久站，可以缓解腰腿不适。

4. 每天作胎动记录，监测胎动情况。

要科学护理，不要牙齿问题

很多孕妈妈在孕中期牙齿出现问题，一刷牙就流血，或者牙龈肿胀，也有的孕妈妈龋齿加重。这是怎么回事呢？

孕期牙齿问题的原因

怀孕时在激素水平变化的影响之下，会产生牙龈充血、对细菌的抵抗力减弱等问题。

怀孕后孕妈妈进食的次数会变多，加上牙龈肿胀使之不敢刷牙，口腔必定清洁不彻底。

孕期护牙小妙方

1. 选择防酸牙膏、含氟牙膏。

2. 平时用舌尖按摩牙龈。

3. 多吃蔬菜和水果，如橘子、梨、番石榴、草莓等。

4. 用餐后即时漱口，可令口腔保持湿润清爽。

专家经验谈

为了口腔健康，一定减少吃糖的次数，尤其是午休和晚上睡前不要吃糖。多吃一些芹菜、萝卜等含膳食纤维的蔬菜或水果，对清洁口腔有利，而且充分地咀嚼可以起到锻炼牙齿、按摩牙龈的作用。

5. 每天用具有杀菌功能的漱口水多漱几次口，漱完口后将漱口水吐掉，千万别把漱口水当饮料一饮而尽。

6. 可以尝试用电动牙刷。一方面它清洁牙齿的效果比传统牙刷要好，另一方面它还可以按摩牙床，增进牙床的健康。

这些食物富含维生素C，可以防止牙龈出血。

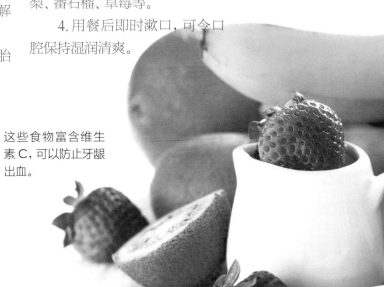

孕前准备

孕早期（1~3个月）

孕中期（4~7个月）

孕晚期（8~10个月）

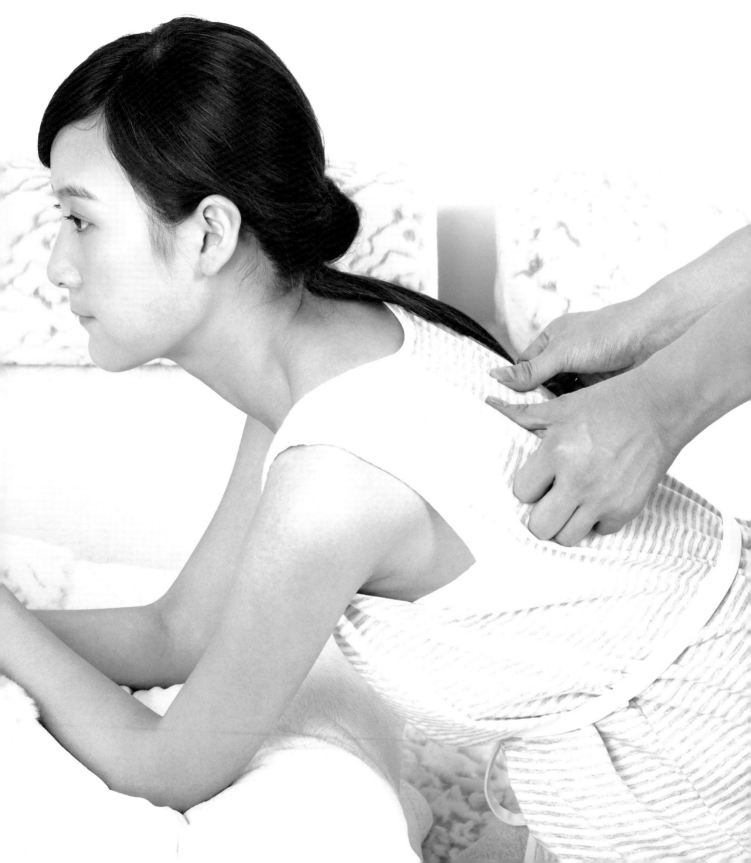

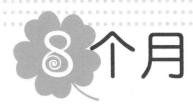

8个月

胎宝宝越来越有"小人儿"的模样了,头发、手指、脚趾、眼睫毛样样俱全,听力也越来越敏锐。这个"小人儿"已经把子宫整个占满,没有活动空间,所以胎动比以前少了。孕8月,该考虑选定一家医院迎接宝宝的降生了。

准爸爸课堂："鞍前马后"孕8月

进入孕期的第8个月,孕妈妈的行动越来越不方便了。此时,作为准爸爸,很有必要"鞍前马后"地帮助妻子度过这段时间。

陪伴做产检

从孕后期起,孕妈妈需要每两周做一次产检;孕36周后,则会变为一周一次。此时孕妈妈身体负重到了极限,一些孕妈妈下肢浮肿的情况更加严重。此时,准爸爸要陪妻子一起去体检,如果自己脱不开身的话,也要确定有人陪着去,以防突然出现临产征兆。

合理安排饮食

这个月,准爸爸还要注意调整孕妈妈的饮食,应增加蛋白质、钙、铁等营养素的供给,同时适当限制脂肪和碳水化合物等热量的摄入,以免胎宝宝长得过大,给分娩造成困难。

为孕妈妈翻身

到了孕后期,随着体重的激增,孕妈妈的负担日益沉重,笨重的身体让孕妈妈的翻身变得十分困难。这时,准爸爸决不能袖手旁观,为孕妈妈翻身的举手之劳,就可以体现一下自己对孕妈妈的关心。

做个家庭医师

孕妈妈身体的负担过重,免疫机能受到影响,很容易染上疾病。准爸爸需要随时注意她的一举一动,并且要鼓励孕妈妈放松身心,把所有的问题都说出来。

学习缓解产痛的按摩手法

很多妈妈都说产痛是她们经历的最强的疼痛。对于准爸爸来说,此时学习一些可以缓解产痛的按摩手法十分必要。

第一产程活跃期,在孕妈妈宫缩时准爸爸可按摩其下腹部;或让孕妈妈侧卧,将右手掌放在孕妈妈的腰骶部,配合孕妈妈的呼吸,呼气时向下按摩,吸气时向上按摩。在宫缩间歇时停止。

宝宝的物品，你准备了吗

衣	和尚服	中号、长袖，可以买大点的。多买几套
	尿布兜	代替裤子，最好买腰围可调的
	婴儿袜子	冬天的要厚实点，夏天也要用
	帽子	春夏秋冬各1个
	口水肩	至少2个，轮换着用
	布尿片	20~40条，一定要纯棉的哦
食	奶瓶	对于新生儿，容量115毫升的奶瓶足够大了，但再买一个大号的更实用
	吸奶器	可以将奶吸出并储存起来，无论是上班族的妈妈，或是想让丈夫喂养的孩子，吸奶器是不可缺少的帮手
	奶嘴	小号、十字开口。很容易用坏，多备几个也无妨
	奶瓶刷子	1个
	消毒锅	1个，大号
	婴儿碗、勺	婴儿用的勺不容易洒水，宝宝吃药、喝水都用得着
用	小被子	2条
	垫被	2条，或是婴儿毛毯。夏天的时候下面是凉席，凉席上面是隔尿垫子，再上面是床单
	睡袋	1套，冬天可以预防宝宝踢开被子
	小蚊帐	绝对有用处
	婴儿浴盆	可以使宝宝洗澡更方便
	洗脸盆	2个，主要还是洗衣服，宝宝专用

续表

用	浴巾	擦身用, 夏天还可以当被子盖
	小毛巾	多条
	洗发水	1瓶
	沐浴露	1瓶
	润肤露	1瓶
	爽身粉	1盒
	纸尿裤	头2个月通常用小号的
	湿纸巾	多备一些
	小玩具	鲜艳、会发声、可悬挂
	指甲剪	1个, 挑小号的
	体温计	必备
	婴儿洗衣液	初生宝宝皮肤幼嫩, 最好用专用产品
	棉签	1包
	脱脂棉花	1包
	75%的消毒酒精	1瓶
行	婴儿车	不可缺少的一样东西
	婴儿背带	可将宝宝固定在妈妈的胸前
	婴儿座椅	开车出行的妈妈带宝宝出行需要

　　婴儿用品店里的东西样样都对孕妈妈有吸引力, 但是选择起来要冷静, 有些东西可能根本用不上, 所以, 不要只看花样和价格, 要从实用出发, 只买对的, 不买贵的。

孕前准备

孕早期（1~3个月）

孕中期（4~7个月）

孕晚期（8~10个月）

第 29 周

要少食多餐，不要营养不全

进入本月，子宫此时已经占据了大半个腹部，而胃部被挤压，饭量也受到了影响。在这个时期，母体基础代谢率增至高峰，而且胎宝宝生长速度也达到高峰。孕妈妈应该继续实行一日多餐，均衡摄取各种营养素。

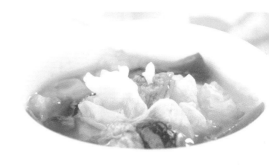

银耳羹

一日食谱推荐	
早餐	馄饨 150 克，鸡蛋 1 个，蔬菜适量
加餐	牛奶 300 毫升，面包 1 片
午餐	米饭 100 克，香菇炖鸡 100 克，虾米炒芹菜 100 克，银耳羹 1 碗
加餐	水果沙拉 200 克
晚餐	花卷 100 克，红枣黑豆炖鲤鱼 100 克，凉拌金针菇 80 克

要适量膳食纤维，不要摄取不当

膳食纤维是食物中不被人体胃肠消化酶所分解的、不可消化成分的总和。膳食纤维的主要功能有：膨胀作用、持水能力、胶体形成、离子交换、改善胃肠微生物菌落、产热低。这些功能可引起如下生理作用。

1. 增加排泄物的体积，缩短食物在肠内的通过时间。
2. 可降低血胆固醇水平，减少动脉粥样硬化。
3. 减少胆石症的发生。
4. 治疗糖尿病。

 专家经验谈

膳食纤维若摄入过多也会有不良反应。不仅有胀腹感，过多的膳食纤维还将影响维生素和微量元素的吸收。

孕妈妈摄入量

膳食纤维可帮助孕妈妈维持正常的肠道功能，因此建议每日总摄入量以 10 克为宜。一般情况下，人们每日可从膳食中摄入 8~10 克膳食纤维。

食物来源

谷类、豆类及一些蔬菜、薯类、水果等。市场上也有一些含膳食纤维高的保健食品。特别是一些可溶性膳食纤维，由于食用非常方便，体积小，无异味，是较好的保健食品。

补充膳食纤维推荐饮食单品——荞麦

　　荞麦富含膳食纤维，它所含的蛋白质与一般谷类粮食的蛋白质组成不大相同，近似于豆类。所含的8种人体必需的氨基酸与鸡蛋所含的非常接近。其脂肪含量较高，尤其是胚芽的脂肪含量比一般谷类粮食都要高。

　　荞麦还含有其他谷类所不含的叶绿素和芦丁。芦丁是植物中分布最广的"黄酮"类化合物之一。黄酮类化合物的种类和数量很多，具有多方面的生理活性，除止咳祛痰作用外，还有扩张冠状血管和降低血管脆性的作用，对于预防或者治疗孕期高血压也有效果。

荞麦凉面

材料：荞麦面条 200 克，熟鹌鹑蛋2 个，酱油 10 克，芝麻、细海苔丝、裙带菜、纯净水、醋、白糖各适量。

做法：①荞麦面煮熟后，放凉，加少许纯净水和酱油、糖、醋搅拌均匀。②在面上撒少许细海苔丝和芝麻，再放上裙带菜和鹌鹑蛋，拌匀即可。

香菇荞麦粥

材料：鲜香菇 2 朵，荞麦 80 克，粳米 100 克，盐适量。

做法：①香菇洗净，切丝；粳米和荞麦米淘洗干净备用。②粳米和荞麦米加水大火煮沸，再以小火煮 45 分钟，并不时搅拌。③放入香菇丝拌匀，以小火续煮 10 分钟，加盐调味，即可。

鸡丝麻酱荞麦面

材料：熟鸡胸肉 100 克，荞麦面条、芝麻酱、盐各适量。

做法：①荞麦面条煮熟过凉，沥干水分放入盘中。②芝麻酱加入盐，加凉开水朝一个方向搅拌开，淋在面上。③鸡胸肉撕成丝，与面拌匀即可。

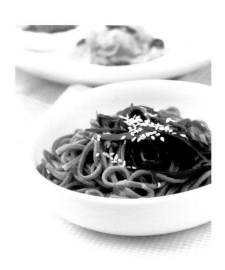 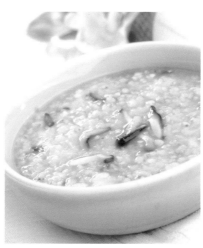 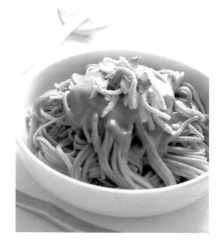

孕前准备

孕早期（1~3个月）

孕中期（4~7个月）

孕晚期（8~10个月）

第 30 周

要保持体重，不要过度肥胖

医生经常会提醒孕妈妈，增加营养要符合科学规律，不是越胖就越好。可孕妈妈的体重每天都在长，到底长多少合适呢？

孕期增加多少体重合适

一般来说，整个孕期体重增加 11~12.5 千克都比较合适。在最初的 3 个月内，体重增加还不明显，但在怀孕的中期，体重一般会增加 6~8 千克。到了最后 2 个月，体重增加的速度会加快，每月约增加 2 千克。

这个水平上的体重增加，基本就能保证母婴的合理营养，而且在分娩之后很容易恢复到孕前的水平，是理想的增重状态。

这个时候饼干等高热量的食物不要吃了。

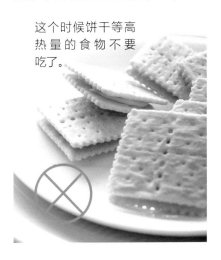

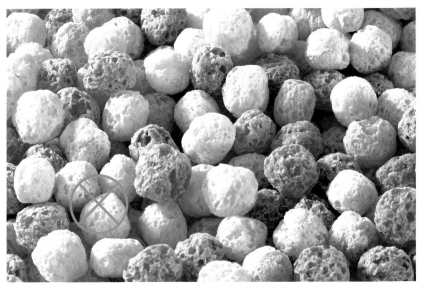

膨化食品最好也不吃了！

孕妈妈增重过度怎么办

实际上，大部分孕妈妈的增重都超过理想水平，有的甚至能增加 30 千克左右。

已经肥胖的孕妈妈，不能通过药物来减肥，可在医生的指导下，通过调节饮食来减轻体重。

1. 戒零食，尤其是饼干、糖果、炸土豆片等热量比较高的零食。

2. 控制进食量。孕妈妈要重点控制糖类食物和脂肪含量高的食物的摄入。

3. 补充维生素和微量元素。有时候某种营养素缺乏也会导致过量进食，所以要注意营养素的全面补充。

📞 **专家经验谈**

孕妈妈体重增加过缓也不是好事，这说明孕妈妈的营养状况欠佳，而且有可能胎宝宝也发育迟滞。应及时去医院检查。

要关注胎位变化，不要错过纠正时机

胎宝宝的胎位是否正常，对分娩过程有很大影响，是决定分娩顺利与否的重要因素。所以，从这个时候起，要注意跟踪胎宝宝的位置变化情况，对将来的分娩做到心中有数。

胎宝宝都有什么姿势

从胎宝宝身体的长轴与母体长轴关系来看，有两种产式：两长轴相平行的，是直产式；两长轴相垂直的，称为横产式。

直产式又有头先露和臀先露之分。胎头朝下，最先进入骨盆的，叫做头先露（即头位）；胎宝宝臀部朝下，最先进入骨盆的，叫做臀先露（即臀位）。

足月胎宝宝中头位最多，为正常胎位；臀位很少，横产式（又叫横位）更少。臀位和横位都是异常胎位，不利于分娩。

孕期要及时检查胎位

胎宝宝在子宫内的位置非常重要。在满 7 个月以前，由于胎宝宝小，羊水多，宝宝在子宫内有比较大的活动范围，胎位易于变动。

而满 8 个月以后，胎宝宝长大，与子宫壁贴近，羊水相对减少，胎位相对比较恒定，如果这时胎位不正，就比较难纠正了，后面可以遵照医生的合理建议分娩。

专家经验谈

即使现在检查出来是臀位的话，通过合理的方式还是有可能纠正过来的，即使最终依然如此，医生会建议采用剖宫产分娩，这并不会影响孩子的健康。

完全臀位

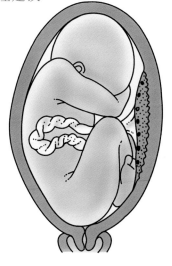

伸腿臀位

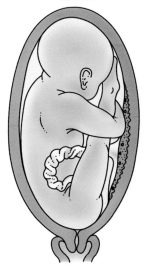

臀位和横位都是异常胎位，不利于分娩。

孕前准备

孕早期（1~3个月）

孕中期（4~7个月）

孕晚期（8~10个月）

第 31 周

要布置宝宝房间，不要用时慌乱

宝宝从呱呱坠地到学会坐、爬、走的这段时间里，父母要做的就是为宝宝提供一个良好的生活、学习环境。怎样为宝宝布置一个舒适的房间，体现着父母的生活智慧。

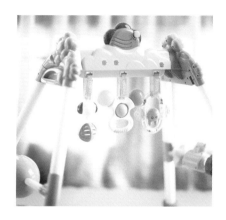

宝宝独睡，还是和父母同睡

从出生到 3 个月大，宝宝未建立起自己的睡眠习惯，可以和妈妈睡在一起。4~12 个月，宝宝可以独自睡在婴儿床里，但是夜里需要照顾，最好还是跟妈妈睡在一个卧室。宝宝 1 岁以后，就必须要做好准备，是分房睡呢，还是同睡。妈妈最好在这个阶段评估好情况，否则将来想改变宝宝的睡眠习惯会非常困难，对宝宝更是一大折磨。

如何让宝宝舒服地睡在妈妈身边

1. 妈妈的卧室要宽敞，有足够的空间在床的旁边再放一张婴儿床，在睡觉时可随时掌握宝宝的动静。

2. 如果主卧室不宽敞，至少床要够大，这样才能给小宝宝一个独立的空间。另外，为了防止棉被盖住宝宝的口鼻，必须替宝宝准备一套婴儿卧具。

布置宝宝的房间

在整个儿童期，宝宝可能使用同一个房间，所以装饰必须能与他一起成长。

1. 简单的背景颜色，时尚的点缀应该随宝宝的成长可以随时更换。

2. 家具必须结实圆滑，有足够伸展的空间。最好选购安全的天然材质制品。

3. 白天光照要充足，也要安装一盏晚间照明灯。

4. 厚窗帘可以防止宝宝被外面的强光弄醒。

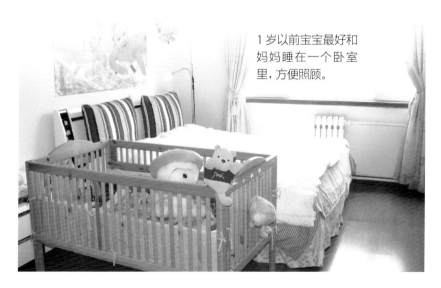

1 岁以前宝宝最好和妈妈睡在一个卧室里，方便照顾。

要选准婴儿床，不要安全隐患

一个设计合理的婴儿床不仅是宝宝健康成长的保证，同时也在一定程度上为妈妈提供了便利，减轻了妈妈的负担。

婴儿床的选择

安全第一位。婴儿床必须严格符合安全标准。

1. 天然材质，比如实木。如果选用金属材料的婴儿床，绝对不能含有铅等对宝宝身体有害的元素。

2. 边角圆滑，无尖锐棱角。

3. 所有表面必须漆有防止龟裂的保护层，或者在床沿的双边横杆装上保护套。

婴儿床的大小。最好可以调节长短，这样的床比较实用，但要注意是否结实，以免发生事故。

附件齐全。有用的附件是婴儿床的必要组成部分。

4. 缓冲围垫：围在婴儿床内四周的缓冲软垫，最好选择布制的，而且围垫最少要有六个以上的结缚处。

5. 床垫：当床垫调到最高位置时，它与床沿的距离至少要25厘米以上。床垫要与床架紧紧密合，以防宝宝探头进去。

6. 调位卡锁：两边的床沿通常有两个高低调整位置，这些调整控制必须具有防范宝宝自己打开的固定卡锁功能。

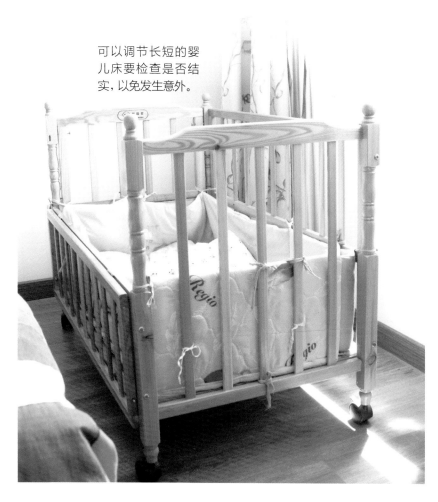

可以调节长短的婴儿床要检查是否结实，以免发生意外。

孕前准备

孕早期（1~3个月）

孕中期（4~7个月）

孕晚期（8~10个月）

第 32 周

要调整习惯，不要孕期早产

人们常说"十月怀胎"，这里所指的"月"为"妊娠月"，以 28 天计算，也就是 40 周。凡在怀孕 28 周至 37 周之间终止者，称为早产。此时分娩的新生儿称早产儿，出生时体重为 1000~2500 克。

早产的症状

下腹部变硬。在孕晚期，随着子宫的胀大，可出现不规则的子宫收缩，几乎不伴有疼痛，称之为生理性宫缩，不会引起早产。如果下腹部反复变软、变硬且肌肉也有变硬、发胀的感觉，至少每 10 分钟有 1 次宫缩，持续 30 秒以上，即为先兆早产，应尽早到医院检查。

阴道出血。少量出血是临产的先兆之一，但有时宫颈炎症、前置胎盘及胎盘早剥时均会出现阴道出血，应立即去医院检查。

破水。温水样的液体流出，就是早期破水，但一般情况下是破水后阵痛随之开始，此时可平卧，最好把臀部垫高，马上送医院。

预防早产的生活习惯

1. 保证充分休息和睡眠，放松心情，别有压力。

2. 适当运动必不可少，但别进行激烈的运动。

3. 均匀摄入营养丰富的食物，不吃过咸的食物，以免导致妊娠高血压病。

4. 不要从事会压迫到腹部的劳动，不要提重物。

5. 经常清洁外阴，防止阴道感染。怀孕后期绝对禁止性生活。

6. 出现忧郁症的症状时，及时向医生咨询。

7. 一旦出现早产迹象应马上卧床休息，并且取左侧位以增加子宫胎盘供血量；有条件的可住院保胎。

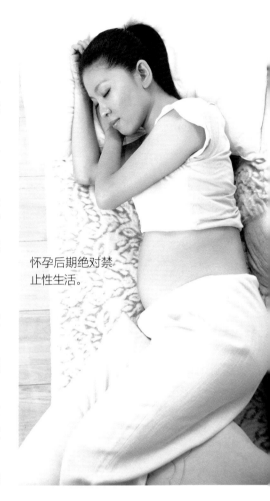

怀孕后期绝对禁止性生活。

 专家经验谈

由于早产儿各器官系统尚未发育成熟，生存力弱，容易导致疾病，如肺部疾病、颅内出血、感染、硬肿症等，少数可留有智力障碍或神经系统的后遗症。

要预防前置胎盘，不要任其发展

前置胎盘是孕中后期严重的并发症，也是妊娠期出血的主要原因。正常妊娠时的胎盘一般附着在子宫的前壁、后壁或侧壁，但是有极少数孕妈妈的胎盘附着在子宫内口，而将子宫颈口遮住，即为前置胎盘。

前置胎盘症状

发生前置胎盘的孕妈妈有些并没有症状发生，有可能是怀孕后期医生在例行的超生波产检时发现前置胎盘；而更多的是在怀孕 32 周后出现出血的症状，此种出血症状是属于无痛性的阴道出血。

刚开始可能只是少量的出血，休息之后会停止，但之后仍会陆续少量出血。较危险的状况是，突然且无预警的大量出血，也有案例是合并胎盘剥离，如果没办法安胎，就可能会发生早产甚至胎死宫内等问题。

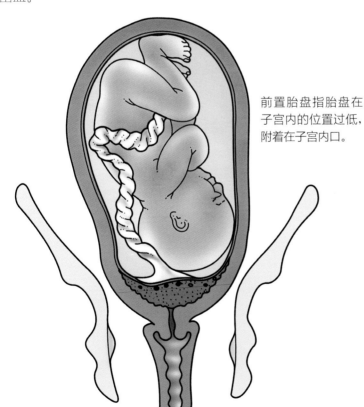

前置胎盘指胎盘在子宫内的位置过低，附着在子宫内口。

专家经验谈

为什么会发生前置胎盘，医学上尚无清楚的解释，较常见的解释有以下几种。

1. 前胎剖宫产。
2. 多次人工流产、堕胎等刮除子宫手术。
3. 多胞胎。
4. 进行过子宫内的手术等。

平时预防之道

1. 避免搬重物。怀孕中后期，生活细节要多加小心，不宜搬重物或腹部用力。
2. 视情况暂停性行为。如有出血症状或进入怀孕后期，就不宜有性行为。
3. 出血应立即就诊。
4. 注意胎动。每日留意胎动是否正常，如果觉得胎动明显减少时，需尽快就医检查。
5. 挑选合适的产检医院。最好选择大医院或医学中心产检，一旦发生早产、大出血等问题时，可以立即处理。
6. 不可过度运动。过度运动也可能引发前置胎盘导致出血或其他症状，因此，不宜进行太激烈的运动。

孕前准备

孕早期（1~3个月）

孕中期（4~7个月）

孕晚期（8~10个月）

10 步缓压术

很少有人会意识到自己不会放松。生活中种种问题,让人们习惯了时刻储备着力量。大脑、肢体的每一部分,眉眼、牙齿甚至面部每一寸肌肉,习惯地保持着应有的力量,这就是不会放松。

放松身体才能缓解压力

胎宝宝在子宫内发育就能遇到身体所分泌的压力激素,如果这种化学物质在血液内持续存在并增长,就会对胎宝宝的生长产生不利影响。同时肌肉紧张往往进一步加剧孕妈妈们的身体不适。

所以学会放松,对维持孕期健康、顺利分娩并享受与胎宝宝共处的每一刻,都有积极的意义。

第 1 步:戴上耳机,调暗灯光,坐在舒适的椅子上或躺下,如图①。
如不能平躺,可以用垫子支撑着腹部侧卧。

第 2 步:用一段时间平静下来,脑子中不考虑其他事情。

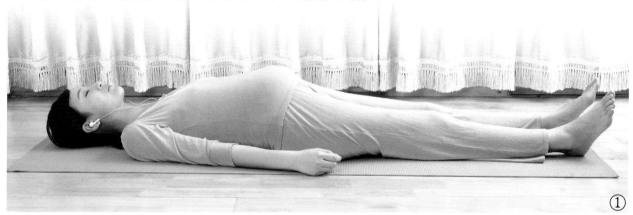

①

第 3 步:现在伸展脚趾,感到牵拉力,如图②,然后慢慢放松,再摇动数下。

第 4 步:用力绷紧两膝和大腿肌,保持几秒钟,感觉到用劲。保持几秒钟,然后放松,让大腿向两侧摆动,如图③。

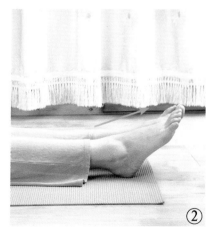

②

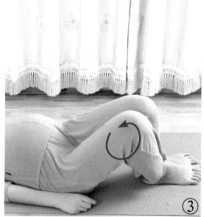

③

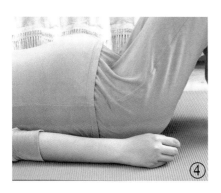

④

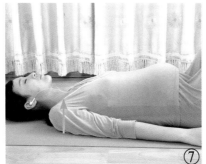

⑦

第**7**步：尽量向上提肩，如图⑦，保持一段时间后再放下，反复进行。使双肩感到放松和舒适。

第**8**步：口微微张开，绷紧面部肌肉，然后放松，反复进行。

第**5**步：绷紧腹肌，给胎宝宝一个大的紧缩力，然后尽量放松，使胎宝宝的活动空间加大，如图④。

第**6**步：握拳，保持一段时间，如图⑤，然后松开手指，如图⑥。

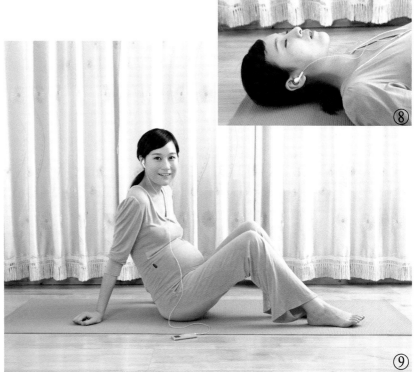

⑧

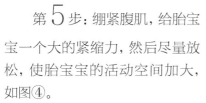

⑤

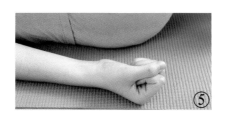

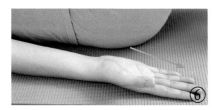

⑥

⑨

第**9**步：放松一会儿，体会身体的感觉，如图⑧。在深呼吸和静息时，胎宝宝会得到更多的氧气。

第**10**步：每当准备打哈欠、伸懒腰时，就慢慢坐起，如图⑨。

（运动过程中如有不适感，请立即停止）

孕前准备

孕早期（1~3个月）

孕中期（4~7个月）

孕晚期（8~10个月）

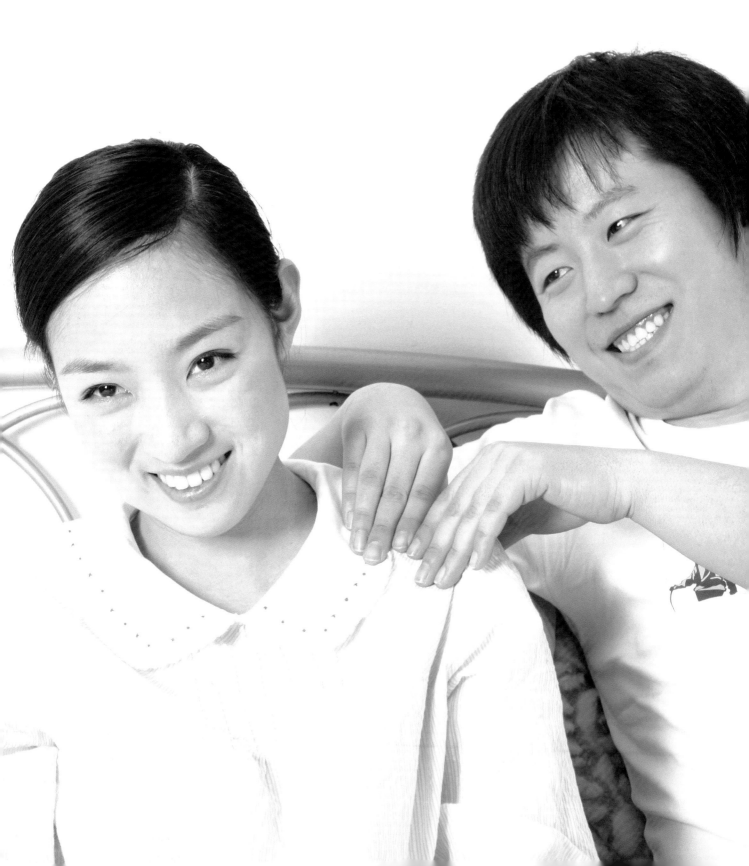

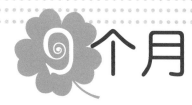

9个月

此时的胎宝宝对于外部刺激，有整个身体的动作。这个月，他体内的各个器官都发育成熟，身体变圆，皮肤有光泽。而越发变大的腹部可能会使妈妈心慌气喘、胃部胀满、腰腿疼痛或便秘。

坚持一下，胜利在望了。

准爸爸课堂：做个高级按摩师

孕晚期准爸爸按摩，通过手的触压可以清楚地了解妻子身体的哪些部分易于受到压力，什么样的按摩使妻子感到放松。

背部按摩

1 孕妈妈趴在垒高的枕头上，让头和胸部舒适地轻贴在枕头上。

2 准爸爸双手拿捏住孕妈妈脊柱两侧皮肤。由下往上按着推行，要随时询问孕妈妈压力的大小和位置是否合适。这种拿捏可以做3~5遍。

3 准爸爸用两拇指在孕妈妈脊柱两侧沟内做旋转按压，由上往下一个一个椎骨缓慢进行。这种按压可以做两遍。

足部按摩

1 孕妈妈坐在椅子上，双脚泡在热水里15分钟。

2 孕妈妈伸出一条腿，放在有软垫的凳子上。准爸爸屈膝蹲在孕妈妈前方，一只手托起其脚后跟，另一只手从脚趾到脚踝依次按压，如图①、②。反复进行3~5分钟。

3 用手指按压孕妈妈脚趾间，如图③。

4 使孕妈妈脚趾向上弯曲，再用拇指在脚掌处进行旋转按压，如图④。

5 把脚放进热水里，换另一只脚进行按摩。

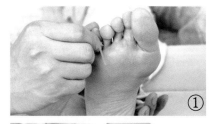

①

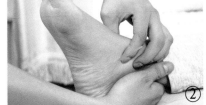

②

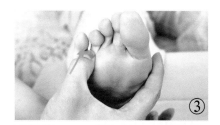

③

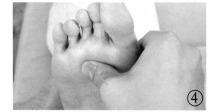

④

孕妈妈分娩前 30 天倒计时预演

倒计时天数	这一天，我该做什么
倒数第 30 天	再有 1 个月就要当妈妈了，检查一下该准备的东西准备好了没有
倒数第 29 天	再读读育儿杂志中讲过的分娩过程，让自己的心里有个数
倒数第 28 天	随着胎宝宝的迅速发育，子宫一天天变大，致使孕妈妈躺卧越来越不便。这时不妨侧卧，稍蜷膝盖，这样会舒服些
倒数第 27 天	肺部受压，心跳紊乱，稍一运动就会呼吸急促。应避免突然站起或提重物，心跳不安是最后 1 个月出现的分娩信号
倒数第 26 天	反复练习分娩时的姿势——注意，只是练习姿势，不是真的用力，以免发生危险。斜躺在床上，抬脚，并将脚放在能够够着的地方，伸直双腿，略微抬起上身，头向下颌方向用劲
倒数第 25 天	再练习一次前一天的动作，巩固一下
倒数第 24 天	整理一下婴幼儿用品，这时一看到宝宝出生后要穿的小衣服，孕妈妈内心会变得激动不已
倒数第 23 天	给宝宝起的名字他满意吗？诸如此类事情，可与准爸爸讨论一下
倒数第 22 天	收拾好住院用品后，再次检查一下是否有遗漏
倒数第 21 天	身体沉重，移动不便，洗个澡，心情会轻松起来。还有，别忘了例行体检，最后一个月，要保证每周一次
倒数第 20 天	有类似于月经来时的隐隐约约的疼痛感，孕妈妈此时不要焦躁，以防心情变糟
倒数第 19 天	胎动略微减轻，这是因为胎宝宝的头部进入了骨盆内部，即使胎动减少，也不要过分担心
倒数第 18 天	还是要坚持去附近的公园散步。呼吸着新鲜的空气，身心就会变得轻快起来。注意，孕后期最好有准爸爸陪同

续表

倒计时天数	这一天，我该做什么
倒数第 17 天	坚持不懈地练习顺产呼吸，肚子鼓气后再呼气，反复进行这样的腹式呼吸
倒数第 16 天	听听周围过来人的分娩经验，了解得越多，对分娩的恐惧就会越少
倒数第 15 天	胎宝宝有可能早于预产期提前出生，为应付紧急情况，再检查一下所有联系人的电话
倒数第 14 天	去医院接受定期检查，提前看看产房，了解一下位置，出现紧急情况时，才不会浪费时间，而且也可以减少进产房后的生疏感
倒数第 13 天	越来越想上厕所了吧，没关系，马上就可以轻松了
倒数第 12 天	认真按摩乳房，以便顺利给宝宝喂奶，洗完澡后用两手按摩整个乳房，并轻轻提拉乳头
倒数第 11 天	吃些高蛋白、低热量的食物，这样分娩时才有更多的力气
倒数第 10 天	不要太过紧张和不安了，如果晚上入睡困难，不妨喝杯热牛奶来稳定一下情绪
倒数第 9 天	用照相机拍下妈妈凸起的腹部以做纪念，宝宝在妈妈腹中的日子就剩下几天了
倒数第 8 天	一边想着即将出世的孩子，一边听音乐，音乐会让妈妈的心情和即将出世的宝宝的心情豁然开朗
倒数第 7 天	仍是产检的日子，下一次再去医院很可能就是分娩的日子了
倒数第 6 天	照顾月子的亲人或保姆早就到位了吧？如果还没有，一定要催一下了
倒数第 5 天	提前给医院打电话，搞清自己的疑惑点，比如可否使用信用卡，剖宫产时所需要的现金等都一一打听好
倒数第 4 天	像牛奶或订报这些长期定购的东西，应提前付钱，并跟送奶或送报的人说好
倒数第 3 天	下腹可能有下坠感了
倒数第 2 天	阵痛出现！令人幸福的阵痛感！开始是每 1~2 小时出现一次，然后时间越来越短，需要马上入院
倒数第 1 天	经过母子的同心协力，宝宝终于发出了第一次响亮的哭声。你流泪了吗？

孕前准备

孕早期（1~3个月）

孕中期（4~7个月）

孕晚期（8~10个月）

第 33 周

要营养全面，不要食物单调

　　孕妈妈在第 9 个月里必须补充足够的铁。同时，维生素的补充仍不容怠慢。水溶性维生素中以维生素 B_1 尤为重要。本月如果维生素 B_1 补充不足，易引起呕吐、倦怠、体乏。此外，为了利于钙和铁的吸收，还要注意补充维生素 A、维生素 D 和维生素 C。

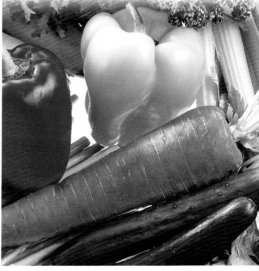

胡萝卜换着花样吃，做成
丸子也很好吃。

一日食谱推荐
早餐　皮蛋瘦肉粥 100 克，花卷 50 克，蔬菜适量
加餐　牛奶 250 毫升，核桃糕 50 克
午餐　米饭 100 克，番茄牛舌 100 克，胡萝卜丸子、香干芹菜 100 克
加餐　葡萄 150 克
晚餐　米饭或面食 100 克，炒鱼片 100 克，香菇油菜 100 克，凉拌萝卜丝 100 克
加餐　红枣枸杞子粥 50 克

红枣枸杞子粥

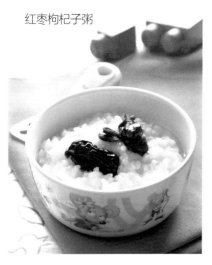

香菇油菜

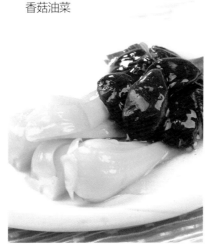

专家经验谈

　　由于孕妈妈胃部容纳食物的空间不多，所以不要一次性大量饮水，以免影响进食。孕妈妈可以食用一些南瓜、红薯、土豆、莲藕来代替米面等作为主食，它们不仅含淀粉、碳水化合物，还含有膳食纤维和一些微量元素，可提供更全面的营养，而且热量较低。

要多食果蔬，不要欠缺维生素

维生素是人体内含量甚微的有机物质，但对维持人体正常的生理功能有极重要的作用。大部分维生素在体内不能合成，或合成量不足，必须通过食物补充。

摄入量与食物来源

维生素 B_1

摄入量为 1.5 毫克 / 天。

食物来源：谷类、豆类、干果、酵母、硬壳果类、动物内脏、蛋类及绿叶菜中含量较高。

维生素 K

摄入量为 70~140 微克 / 天。

食物来源：鱼、鱼子、动物肝脏、蛋黄、奶油、黄油、干酪、肉类、奶、水果、坚果、蔬菜及谷物等。

维生素 A

摄入量为 800 微克 / 天。

食物来源：动物的肝脏、鱼肝油、奶类、蛋类及鱼子。存在于菠菜、苜蓿、豌豆苗、红薯、胡萝卜、青椒、南瓜等蔬果中的各种胡萝卜素也能转化为维生素 A。

维生素 C

摄入量为 130 毫克 / 天。

食物来源：新鲜蔬菜和水果，水果中以酸枣、草莓、野蔷薇果、猕猴桃等含量较高；蔬菜中以西红柿、辣椒、豆芽含量较多。

维生素 D

摄入量为 10 微克 / 天。

食物来源：鱼肝油、动物肝脏、蛋黄、奶类、鱼子等。

只要注意膳食中不要缺少新鲜蔬果等这些富含维生素的食物，你就不需要额外地补充维生素。

专家经验谈

有些孕妈妈不爱吃菜，就以水果代替，实际上蔬菜与水果各有特色不能相互取代。蔬菜中含多种维生素、矿物质、膳食纤维，人体缺乏以上物质时大便干燥、消化不良、口炎、舌炎、贫血等现象就会发生。水果可以补充维生素，但所含膳食纤维较少，含糖较高。

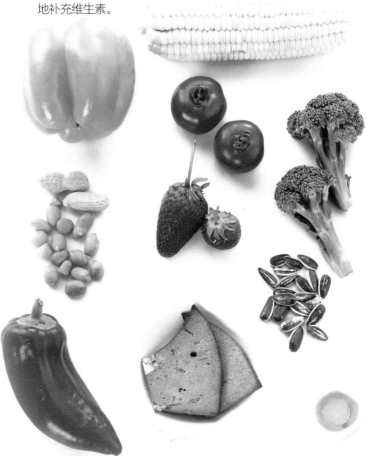

孕前准备

孕早期（1~3个月）

孕中期（4~7个月）

孕晚期（8~10个月）

防早产推荐饮食单品——莲藕

莲藕含铁量较高，对缺铁性贫血的孕妈妈颇为适宜。莲藕的含糖量不算很高，又含有大量的维生素 C 和膳食纤维。

莲藕中还含有丰富的维生素 K，具有收缩血管和止血的作用。对于瘀血、吐血、尿血、便血的人以及孕妇极为适合。莲藕含有丰富的维生素、蛋白质、钙、磷、铁等营养，食用价值非常高。中医认为，莲藕还能稳定胎盘，防止意外早产。

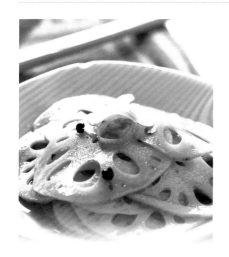

糖醋莲藕

材料：嫩莲藕 400 克，盐、白糖、醋、香油各适量。

做法：①将莲藕洗净，切薄片泡于盐水中。②锅中烧半锅开水余烫藕片，捞起冲凉，沥干水分。③在藕片中加入盐、白糖、醋及香油拌匀，放置一会，使其入味即可食用。

莲藕炖排骨

材料：小排骨 350 克，莲藕 200 克，料酒、盐、葱白、姜片、香油各适量。

做法：①将莲藕洗净，切成块。②锅中倒水烧开，放入莲藕块，用中火煮。③在另一锅中放入新鲜排骨，加水烧开后将血水倒出，再将排骨放进有莲藕的锅中，同时放入姜片、葱白，加盖大火炖煮。④约 10 分钟后，放入少量料酒，再加盖中火炖。⑤ 20 分钟后，在翻滚的汤里再加适量盐，翻搅加盖小火炖 10 分钟，淋上香油即可。

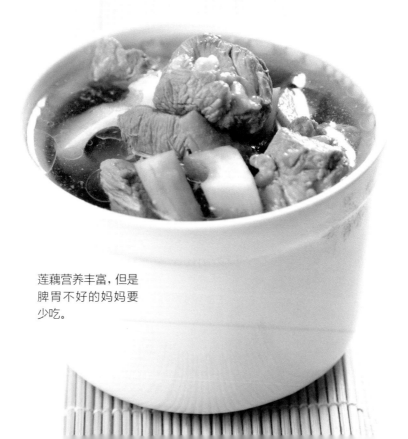

莲藕营养丰富，但是脾胃不好的妈妈要少吃。

第 34 周

要慢慢行动，不要走太快

随着宝宝逐渐下降入盆，妈妈可能会觉得腹坠腰酸，骨盆后部及耻骨疼痛，使行动变得艰难。

行动不便就"慢慢来"

1. 加强防范意识，谨防跌倒。

2. 穿平底、舒服防滑的鞋子。

3. 增强生活环境的安全性。

4. 尽量避免远途外出。

5. 不做弯腰驼背的动作。

6. 攀高这样的危险事不要做。

7. 做任何动作时，应避免突然爆发性的动作，这样会造成身体不平衡，容易出意外。

8. "动作慢半拍"，不仅可以保护胎宝宝和自身安全，也是避免腰酸背痛的好方法。

要巧妙应对，不要孕后期疼痛

胸痛

位于肋骨之间，犹如神经痛，但无确定部位，与孕妈妈缺钙、膈肌抬高、胸廓膨胀有关。适量补充钙剂可以缓解。

耻骨分离痛

孕晚期为适应胎宝宝日益增大的需求，耻骨联合间隙会增宽而引起疼痛。定期产检、了解耻骨分离情况、加强体育锻炼，增强肌肉与韧带张力和耐受力是有效的预防办法。

　专家经验谈

这个月末，孕妈妈体重的增长已达到最高峰，已增重11~12.5 千克。28 周后，孕妈妈需每 2 周做 1 次产检，到 37 周后就需要每周做 1 次产检了。

外阴痛

外阴静脉曲张引起的疼痛，表现为外阴部肿胀，皮肤发红，行走时外阴剧烈疼痛。预防关键在于避免长期站立，避免穿过紧的裤、鞋和袜，不用过热的水洗浴。局部冷敷可减轻疼痛。

坐骨神经痛

坐骨神经痛与胎宝宝下降入骨盆压迫坐骨神经有关。改善这一症状的办法有：选择自己舒适的体位和睡眠方式，避免同一姿势站立过久，尽量不要举重物过头顶。

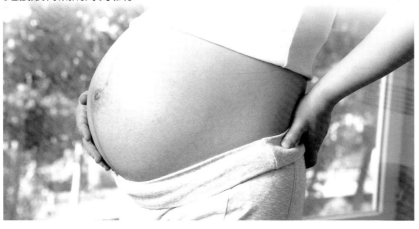

要区别对待，不要盲目就医

这个时候，孕妈妈最容易出现不正常的妊娠反应和染上某些疾病，所以绝不可掉以轻心。

需要及时送医的情况

突然头痛

孕晚期突然头痛的现象，尤其是有血压升高或严重浮肿的妈妈更不可忽视，此时可能已是妊娠高血压综合征，如不及时诊断治疗，还会诱发抽搐、昏迷甚至危及母子生命。

剧烈腹痛

在孕中晚期，由于外伤、负重、同房后突然出现剧烈腹痛，多为胎盘早期剥离，要去医院检查。

胎膜早破

孕妈妈尚未到临产期，而从阴道突然流出无色无味的水样液体，为胎膜早破。早期破水可刺激子宫，引发早产，并会导致宫内感染和脐带脱垂，影响母子健康，甚至可能发生意外，要及时就医。

阴道出血

孕晚期的阴道出血，常见于产兆和前置胎盘，表现为无痛的、反复多次的出血；胎膜早破表现为持续性腹痛和少量出血；子宫

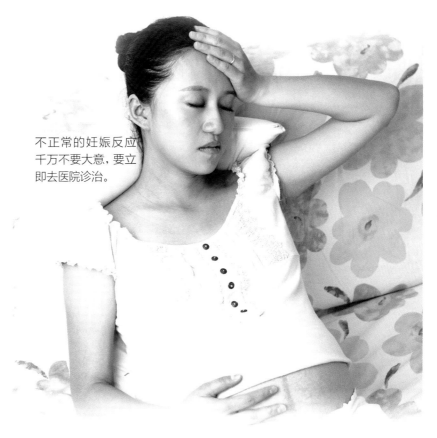

不正常的妊娠反应千万不要大意，要立即去医院诊治。

破裂表现为突然痉挛和剧烈腹痛，并有休克体征，这种情况会对母子安全构成严重威胁，应及时就医。

严重心悸

孕妈妈原有或妊娠晚期患有心脏病，应及早就医，以防心力衰竭的发生。

需要加强监护、保健的情况

日益加重的腰背疼

随着妊娠月份的增加，孕妈妈的背部及腰部的肌肉常处在紧张的状态。此外，孕期脊柱、骨关节的韧带松弛，也会造成腰背疼痛。此时，要适度锻炼，加强腰背部的柔韧度。另外，还要注意保暖，睡硬床垫，穿轻便的低跟软鞋行走。

尿频

尿频是孕后期孕妈妈的共同症状，是由于子宫增大或胎头入盆后压迫膀胱所致，如不伴有尿痛及烧灼感即不必担心。

浮肿

下肢静脉回流受阻，要注意多休息，控制盐分的摄入。

第 35 周

要科学饮食，不要迷信忌嘴

从刚怀孕开始，就会有三姑六婆来提醒孕妈妈各种有关孕期的禁忌与习俗。作为一个现代的孕妈妈，到底要不要相信这些民间说法呢？

兔肉导致兔唇无根据

有些地方有"孕妈妈吃兔肉，胎宝宝长兔唇"的说法，且流传范围极广，流传年代久。这种说法毫无科学道理。其实兔肉营养价值很高，脂肪含量较低，孕妈妈是可以吃的。

其他不合理的忌嘴之说

孕期的忌嘴禁食有的是人们长期生活经验的总结，有的是根据医学而来，但也有不少纯属无稽之谈，比如：不能吃狗肉，否则将来宝宝爱咬人；不能吃驴肉，否则将来宝宝"驴性"，不听话；不要吃公鸡，否则宝宝夜里爱啼哭等等。

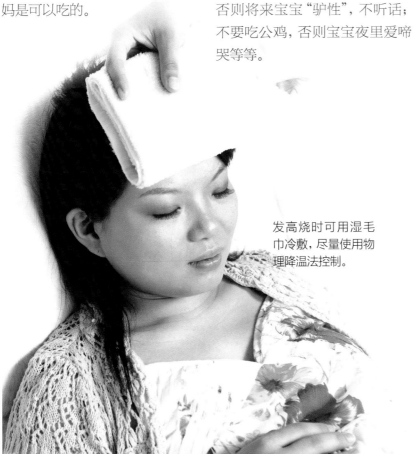

发高烧时可用湿毛巾冷敷，尽量使用物理降温法控制。

专家经验谈

这个时期，孕妈妈在选用解热镇痛剂时，要避免采用对自己和胎宝宝有明显不良影响的药物，例如阿司匹林之类。

要谨慎用药，不要小瞧感冒

尽管小心翼翼，还是不能完全把感冒拒之门外。这时候孕妈妈应该怎么办呢？

轻度感冒自然痊愈

对轻度感冒，仅有喷嚏、流涕及轻度咳嗽，不需用药，注意休息、多喝开水、保暖可以不治而愈。如果症状仍未改善，可以口服感冒清热冲剂或板兰根冲剂等中成药缓解。

重感冒注意科学护理

感冒较重、发高烧时，应尽快控制体温。可用物理降温法，如额、颈部放置冰块、湿毛巾冷敷、用 30%~35% 的酒精（或白酒加水冲淡 1 倍）擦颈部及两侧腋窝等方法，也可听从医生建议选择用药物降温。

如果是细菌感染，应加用抗生素治疗。中药能很好地控制感冒病毒，同时又无毒性。

要矫正胎位，不要造成难产

胎位不正在不同的怀孕周数有不同的发生率。在怀孕 5 个月时，约有 33% 的胎宝宝是属于胎位不正的；而在 8 个月时，胎位不正的发生率下降至 8.8%；到了怀孕 9 个月时，只有 5% 左右的孕妈妈被诊断为胎位不正。这表示，在怀孕中期发现胎位不正的胎宝宝，大多会在足月时转变成为正常的胎位。

通常，在孕 7 个月前发现的胎位不正，只要加强观察即可。因为在孕 30 周前，胎宝宝相对子宫来说还小，而且母亲子宫内羊水较多，胎宝宝有活动的余地，会自行纠正胎位，在孕 30 周后大多能自然转为头位。然而一般而言，若在妊娠 30~34 周还是胎位不正时，就需要矫正了。

在孕期，胎位不正不会对母婴带来不良影响，但它是造成难产的常见因素之一。不过现代医学完全有办法进行处理。下面以最常见的臀位为例来介绍一些产科矫正方法。

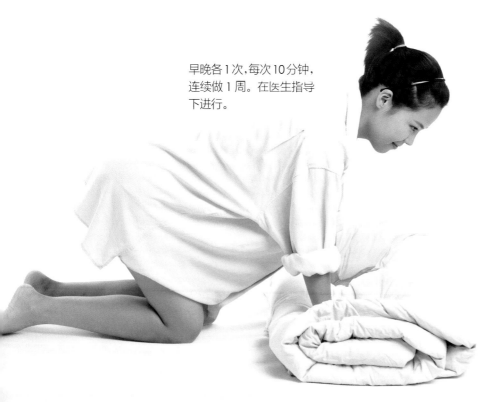

早晚各 1 次，每次 10 分钟，连续做 1 周。在医生指导下进行。

专家经验谈

值得注意的是，外转胎位术有一定的风险性。操作时，可能会导致脐带缠绕或胎盘早剥。因此，在科学技术发达、有条件做剖宫产的地区，这个方法并不流行。

膝胸卧位操纠正

孕妈妈排空尿液，松解腰带，在硬板床上，俯撑，膝盖着床，臀部高举，大腿和床垂直，胸部要尽量接近床面。一次 5~10 分钟，一天两次就可以了，做的时间长，成功率也不一定高，因此不需要太紧张。一周后去医院复查。

医生为孕妈妈施行"转向"

如果在孕 32~34 周时，胎宝宝仍未转向，医生就要考虑为孕妈妈实行外转胎位术，让胎宝宝翻转，使孕妈妈能顺利分娩。

在羊水量适中、胎宝宝的背部在两侧、产妇体重适中，而且胎宝宝臀部并未进入骨盆深部等条件下，才适宜施行外转术。进行人工外转胎位时，医生通常会给予孕妈妈以子宫放松的药物，然后由医生在 B 超监测下进行外转胎位术。

第 36 周

要适量运动，不要分娩困难

胎宝宝的出生准备

这个月，胎宝宝从大约 2000 克长到 2900 克，身长 45 厘米左右，皮下脂肪大为增加，皱纹减少，身体开始变得圆润。胎宝宝的呼吸系统、消化系统发育已近成熟；男孩睾丸已经从腹腔降入了阴囊；女孩大阴唇已明显隆起，宝宝的生殖器官发育也接近成熟；肾脏和肝脏已发育完全。如果此时出生，胎宝宝已经能够存活。

这个月末，胎宝宝头部已降入骨盆，开始做出生的准备，但位置尚未完全固定。胎宝宝已经占满了整个子宫空间，运动的次数相对减少，但更富有力量。

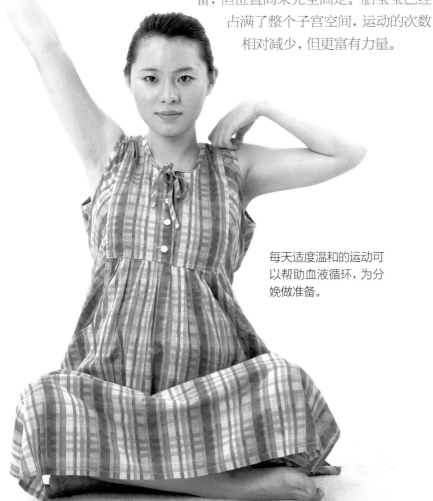

每天适度温和的运动可以帮助血液循环，为分娩做准备。

 专家经验谈

这个时候，孕妈妈的肚子已相当沉重，肚子大得连肚脐都膨突出来，起居坐卧颇为费力。这时上下楼和洗澡时一定要注意安全，防止滑倒。

孕妈妈要坚持适当运动

此时，孕妈妈的子宫壁和腹壁已经很薄，因此会有更多的光亮透射进子宫，这会帮助胎宝宝逐步建立起自己每日的活动周期。

那么，此时孕妈妈还该不该运动呢？运动会对胎宝宝造成伤害吗？其实，任何时候都要适当运动，整天窝在家里不动反而会给分娩造成麻烦，使分娩难度加大。

虽然你的身体已经很笨重了，但也要尽力做些运动保持活力，这可以帮你增强体力，为分娩做准备。

孕前准备

孕早期（1～3个月）

孕中期（4～7个月）

孕晚期（8～10个月）

要促进顺产，不要痛苦分娩

临近最后这个月，孕妈妈最担心的就是能否顺利分娩。我能顺利地生下他吗？这是孕妈妈发自心底的疑问。

顺产有很多因素影响

大部分孕妈妈都能顺利地自然分娩，一个理想的分娩过程不仅受很多因素影响，而且是动态变化的，需要产科医生密切注意，随时处理。

1. 能否顺产与许多因素有关，包括产力、产道、宝宝大小、精神因素等。

2. 宝宝大小只是相对因素，他与骨盆大小是相对的，如果骨盆不狭窄，胎头稍大也没问题，更多地取决于产力。产力大小直到临产后才可以判断。

3. 宝宝在下降过程中，胎头会一直旋转，但是只要没有临产，就无法判断到时是否会出现旋转异常，要进行动态观察。

做好准备促进顺产

1. 做好保健，注意合理安排工作和休息。

2. 接受分娩教育，对于分娩有充分的心理准备。

3. 练习呼吸运动（腹式呼吸、胸式呼吸、短促呼吸），以备产时运用。

产程中的宫缩疼痛会影响孕妈妈的情绪、饮食、大小便，甚至影响产程的进展。但是，有心理准备的孕妈妈可做腹式呼吸以缓解疼痛，并配合医生、助产士、护士，一般能够顺利度过产程。

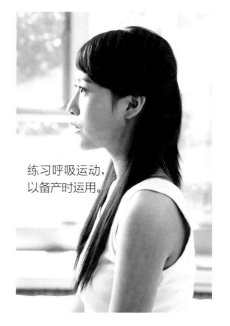

练习呼吸运动，以备产时运用。

宫口开全后，不但宫缩的强度和频率达到高峰，而且胎头压迫直肠，孕妈妈又要频频向下屏气、用力，这是一个强体力劳动的过程，确实不易。只要调整好呼吸、正确用力，就会事半功倍，使宝宝顺利娩出。

很多孕妈妈因临产前休息不好而产力不足，产程时间过长使产妇无力，从而发生难产。所以，什么都别想，休息至关重要。

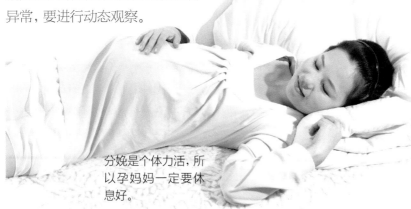

分娩是个体力活，所以孕妈妈一定要休息好。

孕晚期的运动体操

选择适合这个阶段的运动，能缓解紧张，使腰部及骨盆的关节更柔软、肌肉更富弹性，特别是有意识地锻炼腹部、腰部、背部和骨盆的肌肉，可以避免由于体重增加和重心改变而导致的腰腿痛，有助于分娩。

盘腿坐运动

盘腿平坐在床上，腰背部挺直，收住下颌，两手分别轻轻放在膝盖上。每呼吸一次，用手腕向下按膝盖，使膝盖接近床面，反复进行。早晚各做3分钟，有松弛腰部、伸展骨盆肌肉的作用。

产道肌肉收缩运动

运动前先排空小便，姿势不拘，采取站、坐、卧位均可。利用腹肌收缩，使尿道口和肛门处的肌肉尽量向上提，以增强会阴部与阴道肌腱的弹性，减轻分娩时的撕裂程度。

脊椎伸展运动

取仰卧位，双膝适度弯曲，双手抱住膝关节下缘，向前伸贴近胸口，使脊柱、背部及臀部肌肉呈弓形，然后慢慢放松。反复做几次，这是减轻腰酸背痛的好方法。

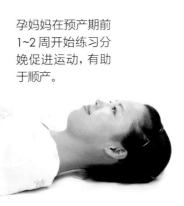

孕妈妈在预产期前1~2周开始练习分娩促进运动，有助于顺产。

呼吸运动

深深吸气，使肺部完全被气体充满，然后慢慢从口中呼出，让气流带着紧张情绪从头顶流向脚趾，流出体外。反复这样的深呼吸，可以让胎宝宝和自己的压力得到不断释放。

1. 肩部升降：最大限度地下降或提升双肩就能达到深呼吸的目的。吸气时肩膀尽量上提，呼气时肩膀下沉放松。

2. 凝神静息：找一处安静的房间，避免强光和噪声的干扰。排除一切杂念，思想专注于呼吸。默念一个词与呼吸同步，比如吸气时想"放"，呼气时想"松"，思想集中在重复的词上，专注于默念的词语。反复进行，直到全身彻底放松，与自我和平相处。

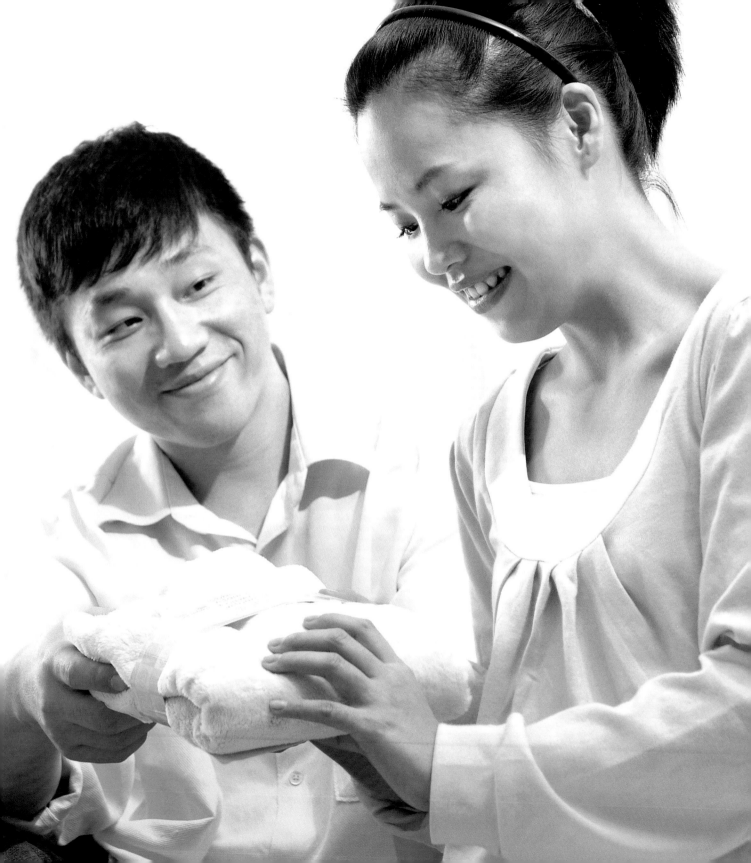

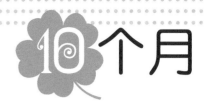

10个月

瓜熟蒂落，宝宝将要和妈妈见面了。此时的你是否充满了期待？为迎接那一刻的到来，还要做一些准备工作，包括临产所需要的物品，宝宝穿的、用的，第一个月里谁来照顾你们母子的生活，以及一些财物上的安排……最重要的，准备好分娩！

准爸爸课堂：奶爸"上岗"第一课——陪产

孕妈妈入院之后，全力支持孕妈妈分娩就是准爸爸最重要的任务，医生会建议准爸爸在孕妈妈阵痛开始时，利用谈话、游戏或是说笑话等方式转移孕妈妈的注意力，或者给予鼓励，帮她按摩背部、双脚或者肩膀，以减轻孕妈妈疼痛。

待产期间做好服务

准备可口的食物。此阶段的孕妈妈，阵痛尚未达到高峰，准爸爸可以准备三餐，让孕妈妈有足够的体力面对生产。

协助如厕。孕妈妈在待产的过程中，会因为阵痛而使如厕变得困难，准爸爸可以陪同孕妈妈如厕，使孕妈妈方便些。

为孕妈妈减轻腰部疼痛。准爸爸可以握拳，以手指背面轻压孕妈妈的背部，就可以有效舒缓疼痛感。

正视自己的矛盾心理

陪妻子待产的过程，可能并不像你想的那样轻松。你看着她越来越难受，觉得自己要负全责；又因为无法减轻她的痛苦，而内心充满无力感。背部按摩、鼓励的话甚至亲吻或是爱抚似乎都收效不大，而且妻子很有可能会表现出冷淡或者易怒，这些都让你很难招架，你甚至会怀疑自己是不是一个好父亲等。

勇敢一点，其实这时她需要的就是你能在她身边陪她面对接下来所发生的一切。

引导妻子呼吸

如果准爸爸准备一直陪伴在产床旁边，面对分娩只需要掌握一种技能——引导妻子控制呼吸。

竭尽全力和疼痛会使孕妈妈呼吸急促而且微弱。准爸爸要适时地引导她慢慢地、深深地呼吸。深呼吸可以帮助孕妈妈放松、缓解疼痛，而且对宝宝也很有好处。

别忘了献殷勤

当妻子精疲力尽地从产房出来，别忘了及时献殷勤，表示自己的感激和喜悦。一份有纪念意义的小礼物，可以将这一刻保存下来。

分娩前，这些你都准备了吗

经过漫长的等待，分娩的时刻就要到来了，不过可千万不要在这个紧要关头乱了方寸，想想入院分娩的各种"软硬件"都备齐了吗？

妈妈的必需用品	梳洗用具	牙膏、牙刷、漱口杯
		香皂、洗面奶
		毛巾 3 条（擦脸、身体和下身），擦洗乳房的方巾 2 条
		洗下身的脸盆，热敷或者清洁乳房的脸盆各 1 个
		梳子、镜子、发夹等日常用品
	特殊衣物	大号棉内裤 3 条
		背心 2 件，哺乳胸罩、哺乳衬垫
		便于哺乳的前扣式睡衣
		束腹带 1 条
		产妇垫巾，特殊或加长加大卫生巾、产后卫生棉、面巾纸
		保暖的拖鞋（产后需要加强保暖）
	个人餐具	水杯、汤匙（有的医院需要自己准备成套餐具，需要提前了解清楚）
	方便食品	准备一些巧克力或饼干，饿了随时吃
	医疗文件	身份证、医疗保险卡、有关病历、住院押金等
	其他用品	录音、录像设备，入院待产的每一天都有纪念意义

续表

	和尚衫两三件
	纸尿裤(小号) 2 包
	小帽子
宝宝要用的东西	睡袋(有的医院会提供)
	包被
	小方巾 3 条：孩子吃奶、喝水时垫在下巴底下
	奶粉 1 包(备用)
	水碗、小勺
	奶瓶、奶瓶刷
	应该什么时候给医生打电话
	医生和护士下班后如何能找到他们
	是先给医生打电话还是直接去医院
	家离医院有多远
	乘什么交通工具去医院
分娩前的准备工作	是否有人时刻守护在孕妈妈身边
	在上下班时间交通拥挤时，从家大约需多长时间到达医院
	最好预先演练一下去医院的路程和时间
	寻找一条备用的路，以便当第一条路堵塞时能有另外一条路供选择，尽快到达医院
	是否将家里的事情安排好，请人帮助照顾孩子、宠物和料理家务
	工作的事情是否安排好了，应该让上司和同事知道你的预产期

孕前准备

孕早期（1~3个月）

孕中期（4~7个月）

孕晚期（8~10个月）

第 37 周

要吃饱吃好，不要亏待宝宝

胎宝宝将要瓜熟蒂落，你和你的宝宝就要见面了，在营养上做好最后的准备。

初产妇从有规律性宫缩开始到宫口开全，大约需要 12 小时。如果你是初产妇，无高危妊娠因素，准备自然分娩，可准备一些易消化吸收、少渣、可口味鲜的食物，如鸡蛋面、排骨汤面、牛奶、酸奶、巧克力等食物，同时注意补充水分，让自己吃饱吃好，为分娩准备足够的能量。

一日食谱推荐
早餐　花卷 50~100 克，鱼肉松 20 克，鸡蛋 1 个，豆浆 250 毫升
加餐　西红柿鸡蛋面 1 碗
午餐　馒头 100 克，软熘虾仁腰花丁 100 克，罐焖牛肉 150 克，水果 100 克
加餐　红枣红豆汤 1 碗
晚餐　米饭 100 克，香干芹菜 200 克，莲藕红枣章鱼猪蹄汤适量
加餐　小米粥 1 碗，鸡蛋 1 个，蔬菜或水果适量

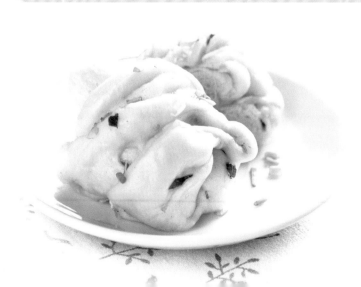

花卷里加些坚果，既好吃又补充脂肪酸。

📞 **专家经验谈**

最后一个月，注意营养就可以，具体吃什么可以根据自己的喜好选择。仍是少食多餐的原则，这样能够帮助你更好、更全面地吸收营养。

另外，为了保证宝宝出生后的奶水供应，不爱喝汤的孕妈妈也要试着喝一些能催奶的汤了。

要均衡饮食，不要挑三拣四

这个阶段应该吃一些制作精细、易于消化、营养丰富的菜肴，为你的临产积聚能量。还要注意预防便秘和水肿。另外，还要注意控制体重，少吃甜食和油腻的食物，防止胎宝宝长成巨大儿，引起难产。

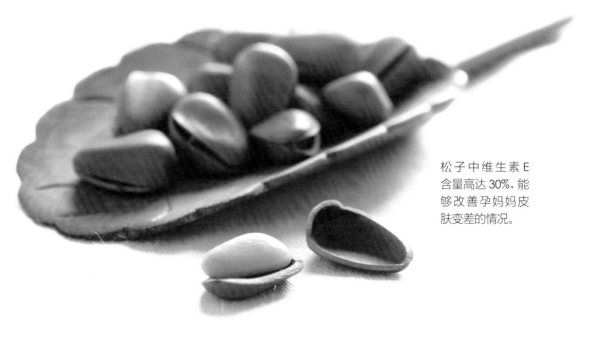

松子中维生素 E 含量高达 30%，能够改善孕妈妈皮肤变差的情况。

全面营养，均衡摄入

蛋白质

摄入量：每天 80~100 克。如果你准备自己给宝宝哺乳，就要在哺乳期一直保持这一蛋白质摄入量。

食物来源：鱼类、肉类、蛋类、奶制品、豆制品，此外还有芝麻、瓜子、核桃、松子等干果类。

碳水化合物和脂肪

摄入量：碳水化合物每天 500 克左右，脂肪每天 25 克。

食物来源：可以多吃一些粥、面汤等易消化的食物，还要注意粗细粮搭配。产前可以常喝莲藕、红枣、章鱼干、绿豆、猪蹄一起煲的汤。

维生素

摄入量：每天应食用 2 种以上的蔬菜。保证饮食品种的丰富，就可以保证维生素营养的全面和均衡。

食物来源：新鲜蔬菜、水果、粗制谷物及豆类食品。

水和无机盐

摄入量：每天 6~8 杯水。只要保证营养均衡，基本可以保证无机盐的供给。

食物来源：各种蔬菜、水果和谷类。

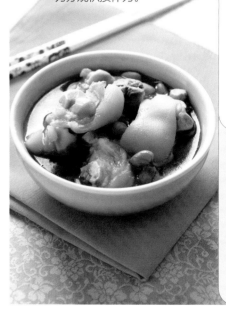

关键时刻就要到了，喝点猪蹄汤增强抵抗力，还能为分娩积攒体力。

临产前推荐饮食单品——萝卜

萝卜是一种常见的蔬菜，不但含有丰富的维生素C，还含有胡萝卜素、钙、铁等多种营养物质，生食熟食都可以，具有提高机体免疫力、促进消化、增强食欲、加快胃肠蠕动和止咳化痰的作用，特别适合临产前几周的孕妈妈食用。

专家经验谈

处在孕晚期，可以适量吃些白萝卜，最好是煮熟吃。如果是冬季也可以喝点萝卜白菜汤来预防一下感冒。

白萝卜炖羊肉

材料：白萝卜1个，羊肉500克，葱段、姜片、酱油、料酒、盐、白糖、香油各适量。

做法：①将羊肉洗净，切成3厘米见方的块，用沸水焯一下捞出，沥水备用；将萝卜洗净，切成3厘米见方的块，沸水焯一下备用。②油锅烧至七成热时，放白糖，用铲子不断地搅拌至糖冒泡时放入羊肉翻炒。③待肉均匀上色后，放酱油，同时放葱段、姜片，盖锅盖炖5分钟后放入温水，用大火炖开后，放料酒，改为小火炖。④待肉六成熟时，将萝卜倒入锅内，放盐，肉和萝卜炖烂熟时，放香油出锅装碗即可食用。

萝卜丝鲫鱼汤

材料：活鲫鱼1条，白萝卜100克，料酒、盐、葱花、姜片各适量。

做法：①鲫鱼去鳞挖鳃，洗净内脏；白萝卜洗净去皮，切成细丝。②油锅烧至五成热时放鱼，小火煎至两面金黄，起锅。③用余油稍稍爆香姜片，加水、少许料酒，大火烧开，加入鱼、萝卜丝、葱花后小火慢煮。④煮至汤色奶白，依个人口味加盐即成。

一定要在食用前再切萝卜丝，否则萝卜里的维生素C会氧化。

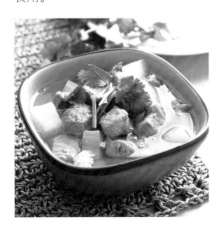

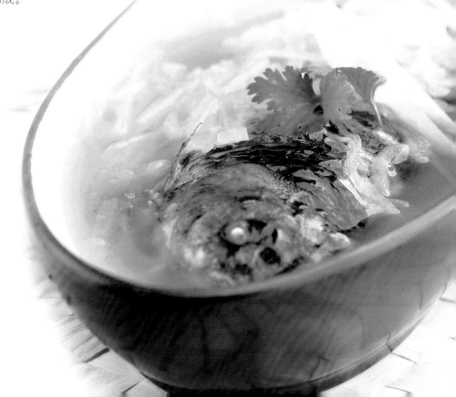

第 38 周

要做分娩训练，不要当天受"罪"

最后 2 周做些分娩训练，对孕妈妈很有帮助，这种训练能使身体机能提高，也有心理安慰的作用。

增强臀腿肌肉力量的运动

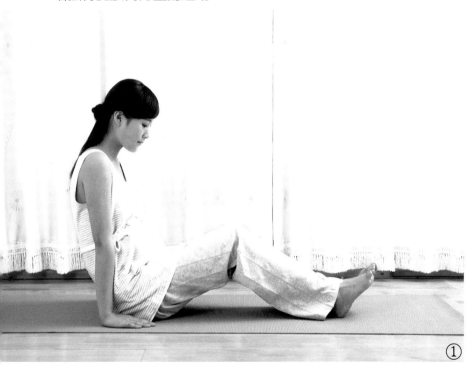

①

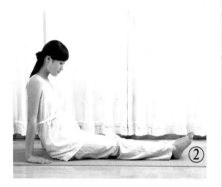

②

1 取舒适姿势端坐在地毯上，两条手臂自然地放在身体两侧，两只手掌着地，两腿向前平伸。然后稍稍屈膝弓腿，脚跟着地，脚趾向上用力翘起，小腿、脚踝、脚趾用力，如图①。心里默数到 10，先深吸气再做呼气动作。

2 保持刚才的姿势，两腿向前平伸，脚跟着地，脚面向前，脚趾伸直，如图②。心里默数到10，先深吸气再做呼气动作，可以使整个腿部、脚部受力，然后身体恢复原状。

增强腰背肌肉力量的运动

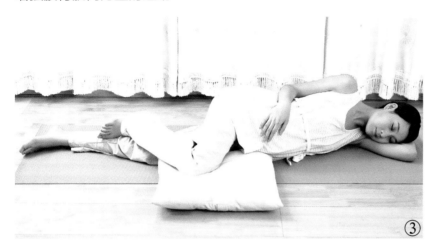

③

1 侧卧于地毯上，右臂自然放在身上，左臂屈肘向头部弯曲，把小臂枕于头下，左腿向下伸直，右腿向上屈膝并放在一个枕头上，如图③。闭目养神，心里默数到10，先深吸气再呼气。按照这个姿势反方向再做 1 次。

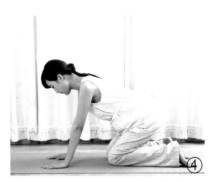

④

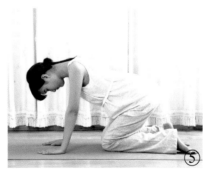

⑤

2 将两条腿放松地跪在地毯上，向前弓腰，双臂下伸，两只手扶地，两条手臂与大腿尽量平行，两条小腿着地，如图④。心里默数到10，先深吸气再做呼气动作，使身体重心移向两手和两膝。

3 保持刚才的姿势，将头慢慢地低下，让颈部用力地挺直，如图⑤。心里默数到10，先深吸气再做呼气动作，然后身体恢复原状，使背部受力。

增强骨盆肌肉力量的运动

1 以舒适姿势侧卧在地毯上，上身抬起，右小臂着地并屈肘做支撑动作，右腿向内屈膝，左手臂自然地放在胸前，左腿抬起并向前伸直。心里默数到 10，先深吸气再做呼气动作，身体恢复原状，增加大腿牵引力，使骨盆放松变得灵活。保持刚才的姿势，身体再转向相反方向侧卧，做同样的动作。

2 侧卧，伸直右臂平放在地毯上，头枕臂上，右腿向前屈膝弓起，左臂自然放在胸前，屈肘并手掌着地，左腿抬起伸直，保持腿部肌肉的张力和弹性，并使骨盆得到活动。

要做分娩运动，不要总是卧床

为了迎接分娩，孕妈妈最好在预产期前一两周即开始练习分娩促进运动，这样将有助于顺产。

马步姿势

手扶桌沿，双脚平稳站立，慢慢弯曲膝盖，骨盆下移，双腿膝盖自然分开直到完全屈膝；接着慢慢站起来，用脚力往上蹬，直到双腿及骨盆全部直立为止，如图①。重复数次。

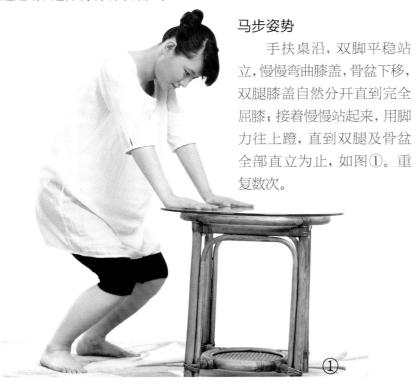

青蛙姿势

下蹲，双腿分开与肩同宽，双手撑在地面上，将臀部往上提，直到胳膊完全伸直，如图④。早晚各做5~6次。

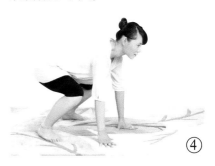

腰部运动

手扶椅背，慢吸气，手臂用力，脚尖立起，腰部挺直，下腹部紧靠椅背，如图⑤。慢慢呼气，手臂放松，脚还原。早晚各做5~6次。（注意选择纯木质的椅子）

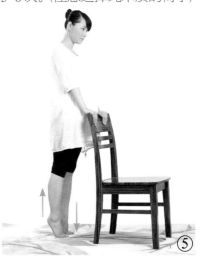

划腿运动

双手扶椅背，左腿固定，右腿做360°转动，如图②，还原。换另一侧腿做。早晚各做5~6次。

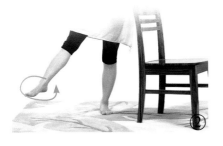

抬腿运动

自然站立，保持重心平稳将一条腿用力提至45°，脚腕稍微向上翻，如图③。换另一侧腿，重复数次。

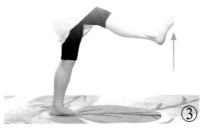

孕前准备

孕早期（1~3个月）

孕中期（4~7个月）

孕晚期（8~10个月）

要提前确认分娩方式，不要临时考虑

正常情况下，分娩方式在产前才最后决定。分娩的方式主要取决于检查的结果。

医生为孕妈妈做详细的全身检查和产科检查：检查胎位是否正常；估计分娩时胎宝宝有多大；测量骨盆大小是否正常。

对有明显问题的可以考虑计划性剖宫产术，例如骨盆明显狭小或者与胎宝宝大小不相称（胎宝宝过大或过小），胎位不正（如横位、臀位），或胎盘位于宫口处（前置胎盘），或骨盆明显狭窄和形态上的畸形，孕妈妈有明显的心脏病、多年的高血压病、慢性肾炎以及医疗上的适应征。

孕妈妈骨盆的尺寸和形状在决定胎宝宝娩出的难易程度上起重要作用。

专家经验谈

剖宫产的适应征主要有：

1. 结婚多年不孕、年龄超过 35 岁的初产高龄孕妈妈。

2. 多次流产、有早产史，或有子宫、输卵管手术史等均意味着生育有一定困难。

3. 患有严重的妊娠高血压综合征等疾病，无法自然分娩。

4. 胎宝宝过大时。

5. 胎宝宝的腿先娩出。

6. 胎盘早剥和胎盘前置。

7. 胎宝宝过大，产妇的骨盆无法容纳胎头。

8. 骨盆狭窄或畸形。

9. 分娩过程中，胎宝宝出现缺氧，短时间内无法通过阴道顺利分娩。

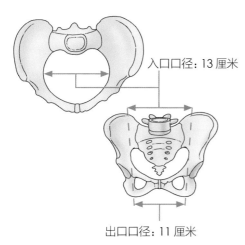

入口口径：13 厘米

出口口径：11 厘米

圆形骨盆：大多数妇女的骨盆呈圆形或卵圆形。骨盆出口大致呈钻石形。

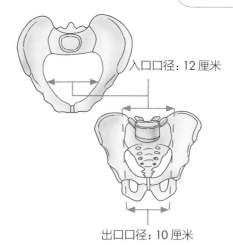

入口口径：12 厘米

出口口径：10 厘米

三角形骨盆：某些妇女的骨盆入口呈三角形，出口狭窄。胎宝宝通过这种骨盆较圆形骨盆困难。

第 39 周

要留心分娩征兆，不要毫无准备

胎宝宝出生前几周内，孕妈妈的身体就开始为分娩做准备，因而会出现一系列征兆。

胎头衔接

随着子宫下段变软和扩张，胎宝宝头部下降进入骨盆。胎头衔接后，孕妈妈会感觉呼吸轻松，胃部的灼热感和进食后的饱腹感都会减轻。

盆腔压力增大

胎宝宝头部固定于骨盆时，孕妈妈的大肠及膀胱会受到压迫，小便次数增多，可能还伴有便秘。同时由于关节和韧带松弛，孕妈妈会感到耻骨和背部疼痛。当胎宝宝下降压迫骨盆底部组织时，孕妈妈会有刺痛的感觉。左侧卧位可帮助缓解上述盆腔压迫症状。

阴道分泌物增多

随着宫颈软化，许多妇女的阴道分泌物增多。通常，这种分泌物呈蛋清状，也可呈粉红色。若排出物发黄，且含有大量气泡，即为感染的征兆，应去医院检查。

假性宫缩

假性宫缩并非真正的宫缩，而是一种宫缩练习。在准备分娩的过程中，这种收缩逐渐增强，致使孕妈妈的下腹部有些紧缩、膨胀的感觉。仰卧位常可帮助缓解上述不适。

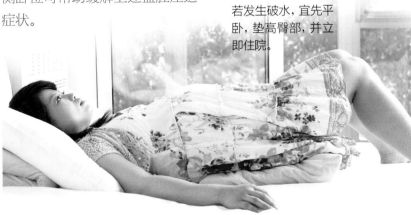

若发生破水，宜先平卧，垫高臀部，并立即住院。

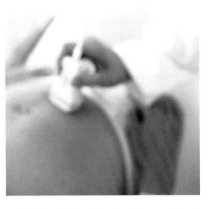

要辨别临产症状，不要手足无措

即使进了医院，很多妈妈可能还会担心，想知道怎样辨别自己是否临产。

黏液栓和"见红"

随着宫颈变软、变短及开始扩张，孕期封闭宫颈口多时的黏液栓脱落，通常表现为少量鲜红色或棕色黏液排出，这就是所谓的"见红"。见红大多发生于临近分娩时，只要出现见红，就需立即与医生联系。

破水

临产前后，包绕在胎宝宝周围的羊膜囊通常在一定的时间内破裂，囊内的羊水自阴道口流出，称为破水。多数妇女在破水24小时内开始分娩，因为破膜导致了前列腺素的释放，该激素能促进子宫收缩。

孕前准备

孕早期（1~3个月）

孕中期（4~7个月）

孕晚期（8~10个月）

要及时入院，不要临产危险

越到最后，越要沉着应对分娩时刻的到来。如果觉得身体没有什么特殊的反应，到了预产期，也要准时入院。如果出现如下临产信号，则需要及时住院，等待分娩的到来。

规律性宫缩

真正临产的标志是子宫有规律地收缩，致使宫颈口持续不断地开大。此时，伴随宫缩的是强烈的阵痛。子宫收缩会变得有规律，且整个子宫都会感到收缩痛，而非仅止于下腹部。此时，收缩的频率会越来越快，强度会越来越强，收缩的时间也会越来越长，间隔则越来越短。

若是初产，发现规则的收缩阵痛约5分钟一次，一次持续30~60秒，就可以到医院待产。若不是初产，则只要是规则宫缩开始，就应该到医院待产。

出现强烈便意

当胎头下降压迫直肠时会有很强的便意，要尽快到医院待产；如果出现破水，则要立即入院。

 专家经验谈

在出现产兆时，孕妈妈要沉着应对，具体可以采取以下的措施：

1. 开始阵痛时，应计算阵痛间隔与持续时间。

2. 电话联络医生或相关医护人员，告知目前的状况，并询问如何处理。

3. 用电话联络家人，寻求必要的援助，并尽快将工作、家事等重要事情做个安排与交代。

4. 查看入院必需的证件、生活用品。

5. 确认最快到医院的路线并急诊入院。

子宫收缩是鉴别是否临产的确切标志，"真假临产"可参照下表

真临产	假临产
宫缩有规律，每5分钟一次	宫缩无规律，每3分钟、5分钟或10分钟一次
宫缩逐渐增强	宫缩强度不随时间而增加
当行走或休息时，宫缩不缓和	宫缩随活动或体位的改变而减轻
宫缩伴有见红	宫缩通常不伴有黏液增多或见红
宫颈口逐渐扩张	宫颈口无明显改变

第 40 周

要安全"催生"，不要慌不择路

一般来说，妊娠期超过 42 周就属于过期妊娠，对妈妈和宝宝的健康都不利，增加难产和宫内缺氧的风险。因此，到预产期还没生，就可以先进行自然催产。

自然催产法

自然催产法是通过运动、饮食等毫无副作用的方法进行催产。只要运动得当，通常都没有任何副作用，是比较安全的催产方法。

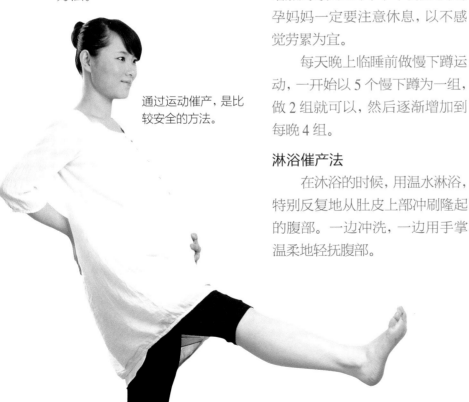

通过运动催产，是比较安全的方法。

运动催产法

每天上午和下午，以 30 分钟为一次，到空气清新的户外环境里快步行走。第一天可以上午和下午分别各走一次，然后逐渐增加到每天上午、下午各走 3 次。孕妈妈一定要注意休息，以不感觉劳累为宜。

每天晚上临睡前做慢下蹲运动，一开始以 5 个慢下蹲为一组，做 2 组就可以，然后逐渐增加到每晚 4 组。

淋浴催产法

在沐浴的时候，用温水淋浴，特别反复地从肚皮上部冲刷隆起的腹部。一边冲洗，一边用手掌温柔地轻抚腹部。

专家经验谈

催产针的主要药物成分就是缩宫素（催产素），如果用得适量，对胎宝宝的健康一般没什么影响。但是，药物催产必须由医护人员随时控制。

注意把浴室温度调整到周身舒适，把沐浴次数增加到每天两到三次，但注意水温不要过热或过冷，每次沐浴时间以不超过 15 分钟为宜。

乳头刺激法

刺激乳头和乳晕，可以诱发内源性的催产素的释放，导致子宫收缩。方法是每天早中晚用温湿毛巾轻轻刺激乳头和乳晕，每侧 15 分钟，交替进行。出现宫缩时，可以暂停，宫缩消失再刺激。

药物催产控制药量

超过预产期，医生就会建议做 B 超，如果发现胎盘确实已成熟并趋向老化，通常会建议你打催产针进行药物催产。

孕前准备

孕早期（1~3个月）

孕中期（4~7个月）

孕晚期（8~10个月）

要放松，不要紧张

面对即将到来的分娩，大多数孕妈妈都会有莫名的紧张和恐惧。这时就需要孕妈妈做好产前的心理调适工作。

了解分娩过程，做好心理准备

疼痛是不可避免的，每个人都很清楚。不要寄希望于所谓"无痛分娩"，剖宫产也只不过是把疼痛推迟到分娩以后。孕妈妈能控制的就是减少疼痛，有时候是自己的想象让疼痛更加难以忍受。

战胜恐惧心理，要了解相关的分娩知识。现代研究认为，分娩能否顺利完成，取决于产力、产道、胎宝宝及产妇的心理等要素。四个要素协调配合，有利于分娩的顺利进行。

放轻松，减疼痛

1. 音乐具有治疗的效果，可以缓解焦虑，降低心率、血压和呼吸频率，减少去甲肾上腺素的释放。分娩时，准备好CD播放机，用音乐帮助孕妈妈放松心情，以便顺利分娩。

2. 想象及暗示。想象宫缩时宫口在慢慢开放，阴道在扩张，胎宝宝渐渐下降，同时进行自我暗示"我很顺利，很快就可以见到我的宝宝了"。

3. 准爸爸充满爱意的温柔触摸和适度按摩可以帮助孕妈妈缓解疼痛，使孕妈妈身心舒爽。而分娩中晚期有力的挤压或按摩都会使疼痛的信号在通往大脑的传递途中受到抑制或消弱。

4. 待产前，进行肌肉松弛、深呼吸、温水浴、改变体位等方法的训练，丰富的知识会带给你力量、自信和勇气，从而顺利分娩。

5. 借助于哼、呻吟、叹气等微弱宣泄方法可以减轻疼痛。

专家经验谈

孕妈妈要了解正常分娩经过及各个产程的特点，并在分娩前开始积极做好心理准备。生育是女性与生俱来的能力，分娩也是正常的生理现象。顺利完成它是自然赋予的本能，所以不需要额外担心。

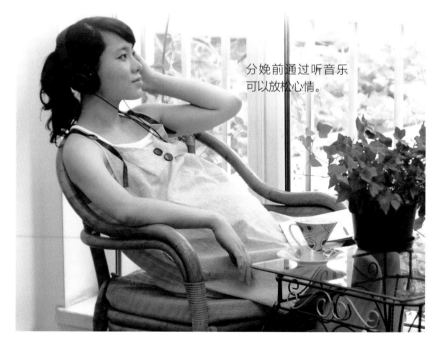

分娩前通过听音乐可以放松心情。

要重视过期妊娠，不要分娩危险

有些孕妈妈会出现过期妊娠情况。按平时月经周期规则，超过预产期 2 周以上即超过 42 周还不临产叫过期妊娠，过期妊娠的胎宝宝死亡率增高，初产妇过期妊娠较经产者危险性增加。

为什么会过期

在分娩机制还不完全清楚前，过期妊娠的原因是难以完全了解的，可能与内源性前列腺素和雌二醇分泌不足以及孕酮水平增高有关。

过期妊娠对胎宝宝和母亲的危害

胎儿窘迫：过期妊娠的胎盘，由于逐渐退化出现胎盘老化，向胎宝宝运送氧气和营养的机能每天呈进行性衰减；另一方面，胎宝宝越成熟，对氧气的需要量也越多。因此，过期妊娠胎宝宝在子宫内容易缺氧，严重的可造成脑细胞坏死或因缺氧而致胎宝宝死亡。

胎宝宝在子宫内缺氧可产生激烈的呼吸动作，分娩过程中易将羊水吸入呼吸道，引起胎宝宝窒息死亡或出生后罹患新生儿吸入性肺炎。

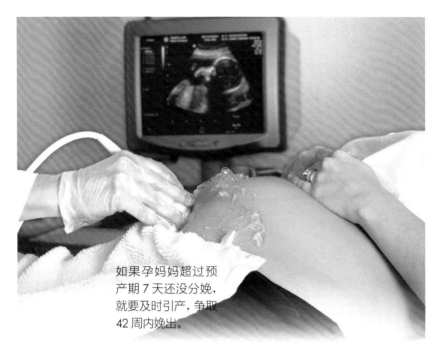

如果孕妈妈超过预产期 7 天还没分娩，就要及时引产，争取 42 周内娩出。

少数胎宝宝可有过熟现象，如皮肤出现皱褶黄染，指甲、毛发过长等，像个"小老头"。

分娩时因胎宝宝巨大或因颅骨坚硬，囟门与颅缝缺乏伸缩性，不利于胎头变形，故可能发生分娩困难，因而胎宝宝颅内出血和母体产道损伤的机会增多。

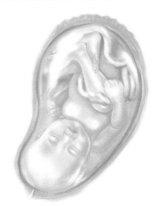

> ### 专家经验谈
>
> 根据医院的经验，凡妊娠确已过期者，如有下列情况之一存在，应引产或终止妊娠。
>
> 1. 宫颈已成熟。
> 2. 每 12 小时内胎动计数 <10 或胎心监护（NST）显示胎儿窘迫时。
> 3. 羊水过少。
> 4. 有其他并发症，如妊娠高血压综合征等。
> 5. 妊娠已达 42 周。

孕前准备

孕早期（1~3个月）

孕中期（4~7个月）

孕晚期（8~10个月）

一朝分娩

分娩方式

　　分娩过程瞬息万变，往往在很短的时间发生意外，所以必须从思想、身体、物质三方面做好住院分娩的准备。当然，选择合适的分娩方式也同样重要。

自然分娩

　　在胎宝宝发育正常，妈妈的骨盆发育也正常，身体状况良好的情况下，子宫收缩及腹部加压的力量就能将胎宝宝娩出体外，这就是自然分娩。

　　自然分娩是最为理想的分娩方式，因为它是一种正常的生理现象，对妈妈和宝宝都没有多大的损伤，而且妈妈在产后能很快恢复。

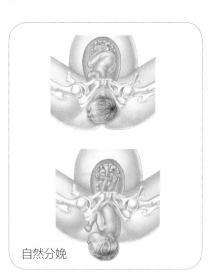

自然分娩

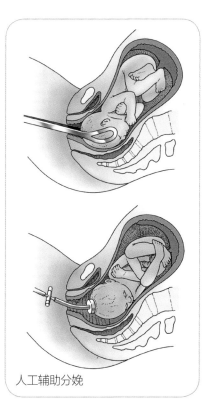

人工辅助分娩

人工辅助分娩

　　在自然分娩过程中，如果出现子宫收缩无力，或者待产时间拖得过长时，医生会适当加一些加速分娩的药物来增加子宫收缩力量，缩短产程。如果胎宝宝太大、妈妈体力不够时，医生就要用会阴侧切、胎头吸引器帮助分娩。这种在适当辅助下的自然分娩就是人工辅助自然分娩。

剖宫分娩

　　孕妈妈骨盆狭小、胎盘位置异常、产道异常或者破水过早、胎宝宝出现异常，就需要尽快结束分娩，这时候通常用剖宫分娩方式，以确保母子平安。

　　剖宫产就是经腹部切开子宫取出宝宝，这个手术对妈妈的损伤较大，产后的恢复远比自然分娩慢，而且还可能出现手术并发症。

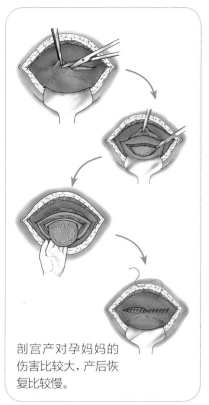

剖宫产对孕妈妈的伤害比较大，产后恢复比较慢。

待产期间的医护措施

从推进待产室开始，医护人员就寸步不离地围在孕妈妈身边了。放轻松！一切都为了顺利分娩，只要自己坚强起来，都会迎刃而解。

灌肠

医护人员将某种液体注入孕妈妈肠道，以排空粪便，因为肠道充满会使产程迟缓。

灌肠由医护人员来执行，孕妈妈可能会有些许不适，这时可以做轻松的呼吸进行调节。完成注入后，需要在洗手间待上10~20分钟来排解。这个动作有时候需要家人帮助完成。

备皮

剃除阴部的体毛便于医护人员接生，并能预防细菌感染，使会阴切开的伤口易于护理和康复。备皮过程中易造成微小的伤口，需小心护理以防细菌感染。

人工破水

如果在临盆前还没有自然破水，医护人员会在分娩前或分娩时做人工破水。这个过程并不会使孕妈妈感觉疼痛，只是有点类似内诊般不舒服。

胎心音监护

在待产期间，通常要使用胎心音检测仪，一直到分娩结束。这个仪器提供子宫收缩的压力、频率以及胎宝宝心跳的连续记录，并将宫缩与心跳绘成图形。医护人员需要利用此连续性的记录，得知胎宝宝在整个分娩过程中(尤其是宫缩时)心跳的情况。

静脉注射

一般在进入产房前，会进行静脉注射，滴注一些葡萄糖或者生理盐水，补充能量和水分。这样可以使母体及胎宝宝保持良好的状态。此外，注射点滴还可以防止孕妈妈有脱水的现象，并且供应身体热量，以及方便从静脉加入减缓疼痛的药物。

静脉注射的位置通常是手背或者手腕处，经由静脉注入点滴。

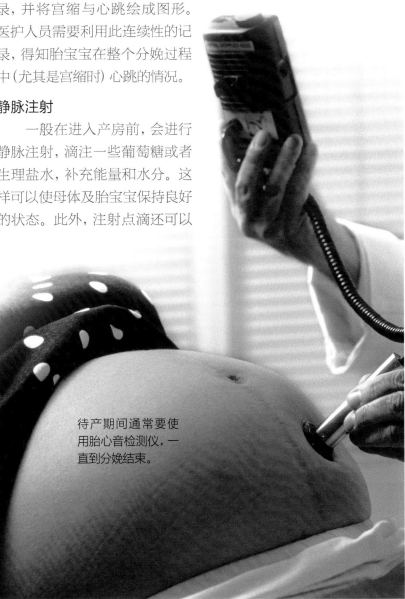

待产期间通常要使用胎心音检测仪，一直到分娩结束。

孕前准备

孕早期（1~3个月）

孕中期（4~7个月）

孕晚期（8~10个月）

产程

分娩全过程分为三个阶段，医学上称其为三个产程。

第一产程指从子宫收缩到宫颈口完全开放；第二产程是胎宝宝通过产道离开子宫降生到人间的过程；第三产程是胎盘娩出的阶段。

初产妇子宫颈扩张的频率大约每小时1厘米，当子宫颈口直径达10厘米时，即为第二产程开始的标志。

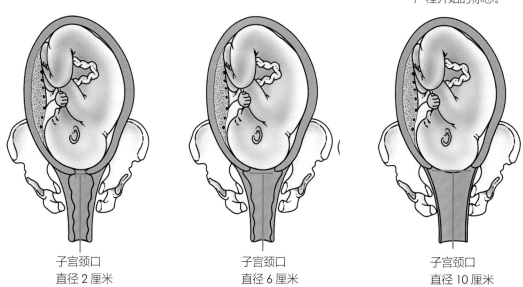

子宫颈口
直径2厘米

子宫颈口
直径6厘米

子宫颈口
直径10厘米

第一产程

通常第一产程分为两个时期：潜伏期和活跃期。

	持续时间	特点	宫缩情况	妈妈的感觉
潜伏期	较长	用时最长，可做一些活动	每次30~60秒，两次间隔为3分钟	有疼痛的感觉，但可忍受
活跃期	快速扩张期	宫缩强度增加，是对产妇要求最高的时期。要尽量放松，放松可以保持体力，帮助宫缩	每次45~60秒，两次间隔2~3分钟	腹部疼痛加剧，疲倦无力，不愿与人交流

感觉分娩过程漫漫无边，甚至出现出汗、过度换气等反应，可以喊叫宣泄无助的感觉。

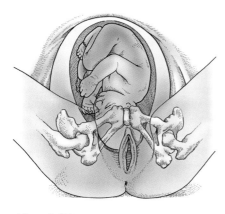

第二产程

一旦宫口开全，胎宝宝娩出的时间就要到了。第二产程通常需要 1 小时，但也可短至 10 分钟或长达 3 小时。

产程特点

1. 随宫缩屏气用力时，不适感似乎完全消失。

2. 只要第二产程进展不是太快，能使会阴部逐渐扩张，那么产妇感到的仅是一种压迫感，而不是疼痛。

3. 胎宝宝入盆后，盆腔压力极度增高，局部神经因受压会出现麻痹、感觉受阻，所以会阴撕裂、会阴切开或缝合的痛感不强烈。

虽然产妇总是不由自主地想向下用力，但在医生说屏气、用力之前一定不要用力，这一点非常重要。

如何用力

做一次深呼吸，放松盆部肌肉，而后利用腹部肌肉屏气用力。用力时间的长短也很重要，通常持续 5~6 秒的短时用力较好，有助于胎宝宝娩出。

宝宝出生

胎宝宝即将娩出的第一征兆是肛门和会阴部膨隆。胎头会随着宫缩的进行，不断探出或缩回阴道。进而只保留在阴道口，即胎头着冠。当胎宝宝娩出时，最好缓慢地、有控制地向下用力，这样可以使会阴逐渐扩张，防止会阴裂伤。医生甚至会告诉你不要用力，以免胎宝宝娩出过快。

剪断脐带

胎宝宝娩出后，用两把血管钳夹住脐带，然后在两钳之间将其剪断。

第三产程

对于多数分娩来说，这一产程是一相对自动的过程，几乎不需要用力。胎宝宝离开子宫后，子宫继续收缩，导致柔韧性较小的胎盘从子宫壁上剥离。多数医院会主动处理第三产程，以预防产后大出血。

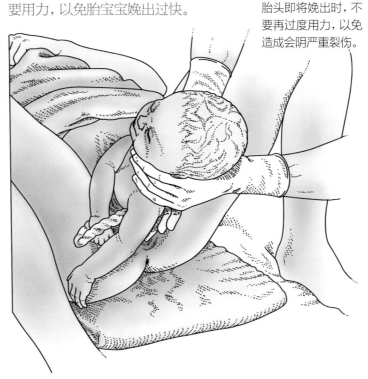

胎头即将娩出时，不要再过度用力，以免造成会阴严重裂伤。

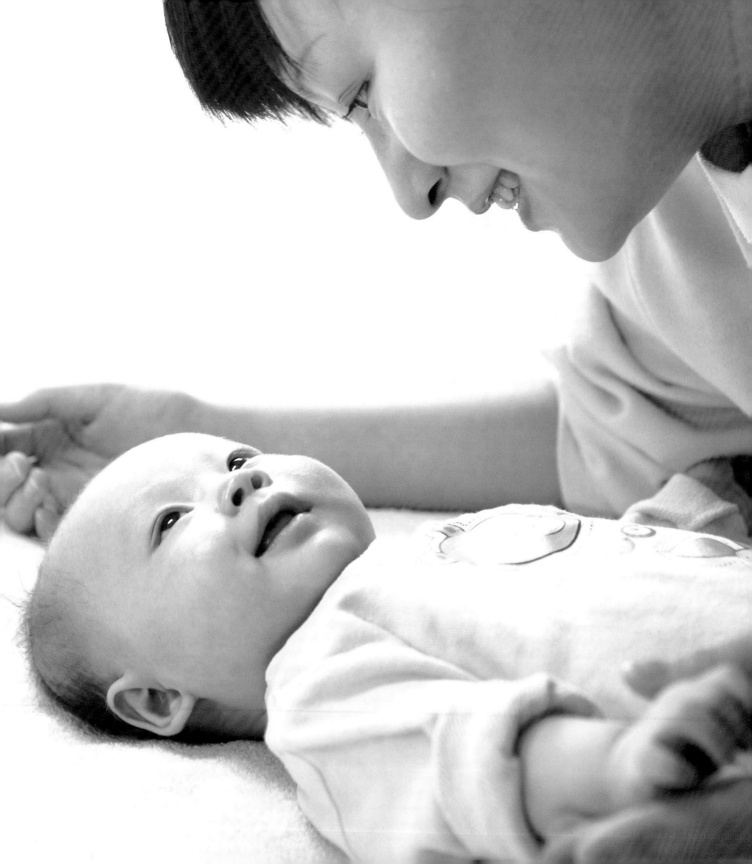

安定身心
"坐月子"

有关坐月子期间的饮食真是一门大学问，基本上"均衡、营养、避生冷"是最主要的原则。如果妈妈产后活动减少，食欲不佳，那么不妨采用少食多餐的方式安排饮食。只要让自己补充足够的营养并有充足的乳汁即可，不要"补"过头，使体重直线上升。

最适宜月子妈妈吃的 22 种食物

食物	功效	推荐补品
鲤鱼	蛋白质不但含量高,而且质量也佳,人体消化吸收率可达96%。鲤鱼可健脾开胃、消水肿、利小便、通乳	冬瓜鲤鱼汤
鲫鱼	鲫鱼富含蛋白质,可提高子宫的收缩力,帮助妈妈尽快排出恶露。而且,鲫鱼还具有催乳作用	当归鲫鱼汤
香油	其丰富的不饱和脂肪酸,能促使子宫收缩和恶露排出,帮助子宫复原,同时还具有软便作用,避免妈妈产生便秘	香油猪肝汤
薏仁	具有清利湿热、利小便、益肺排脓的功效,可帮助子宫恢复,尤其对排出恶露效果好	薏仁红枣百合汤
鸡蛋	富含蛋白质和铁,且易于被人体吸收利用,可帮助妈妈尽快恢复体力,预防贫血,但每天以1~2个为宜	紫菜鸡蛋汤
香菇	含有多种维生素、矿物质和香菇多糖,对促进人体新陈代谢,提高机体适应力和免疫力有很大作用	菜心香菇煲
白萝卜	具有降气、祛痰、止血等功效,剖宫产排气成功后,进食一定量的白萝卜,对伤口恢复和排气都有好处	白萝卜蛏子汤
南瓜	富含可促进生长发育的锌,而其所含的果胶有很好的吸附性,能粘结和消除体内细菌毒素,帮助妈妈清除体内的毒素	南瓜虾皮汤
芝麻	具有滋养肝肾、养血补血的作用,还含有丰富的不饱和脂肪酸,通过母乳进入宝宝体内,有利于宝宝大脑的发育	黑芝麻花生粥
猪蹄	富含大分子胶原蛋白质,可促进皮肤细胞吸收和储存水分,防止皮肤干瘪起皱,还是传统的催乳佳品	猪蹄茭白汤
鸭肉	性平和而不热,脂肪高而不腻,更富含蛋白质、脂肪、铁、钾等多种营养素,是清热凉血的佳品	鸭肉粳米粥

续表

食物	功效	推荐补品
银耳	具有强精、补肾、润肠、益胃、补气、强心等功效,还富含天然特性胶质和膳食纤维,是减肥、预防便秘的良品	香蕉百合银耳汤
核桃	含有各种营养素及钠、镁、锰、铜、硒等多种矿物质,有健脑益智、延年益寿之功效,还可润肌肤、乌秀发	核桃枸杞子紫米粥
玉米	富含谷氨酸等多种人体所需氨基酸,可帮助妈妈们增强体力和耐力,且富含大量膳食纤维,有利于身体的新陈代谢	鸡茸玉米羹
乌鸡	富含多种氨基酸,其蛋白质、维生素 B_2、维生素 E、磷、铁、钾、钠的含量更高,是补气虚、养身体的上好佳品	姜枣枸杞子乌鸡汤
牛肉	高蛋白质、低脂肪,可补血益气、强健筋骨、滋养脾胃,在补充产后失血、修复组织等方面特别适宜	莲藕炖牛腩
虾	肉质松软,易消化,且含有丰富的磷、钙、镁等矿物质,对产后乳汁分泌较少、胃口较差的妈妈们很有补益功效。	明虾炖豆腐
山药	富含氨基酸、胆碱、维生素 B_2、维生素 C 及钙、磷、铜、铁等营养素,可益气补脾、缓泻祛痰、帮助消化	山药粥
红枣	富含维生素 A、B 族维生素、维生素 C 等人体必需的维生素和氨基酸、矿物质,是妈妈们补血安神的必备佳品	牛奶红枣粥
菠菜	含有丰富的维生素 C、胡萝卜素、蛋白质以及铁、钙、磷等矿物质,可补血止血、止渴润肠、滋阴平肝	菠菜猪肝汤
板栗	富含脂肪、钙、磷、铁及 B 族维生素、维生素 C 和胡萝卜素,对产后肾虚腰痛、四肢疼痛能起到很好的作用	红枣板栗粥
香蕉	所含糖分可迅速转化为葡萄糖被人体吸收,是一种快速的能量来源。其所含可溶性膳食纤维,可调理肠胃	香蕉牛奶羹

产后调养 分娩后的基本护理

对于女人来说，一生中身体所承受的最大疼痛应该就是分娩了，在经历过这深入骨髓但充满幸福感的疼痛之后，再没有什么疼痛是你不能忍受的了。

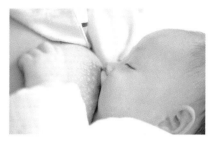

要恰当护理，不要留后患

身体护理是坐月子的重点内容，护理不得当、不及时，很容易引发各种疾病，承受长期病痛的折磨。

缓解疼痛

分娩后，因宫缩而引起的下腹部阵发性疼痛，一般在 2~3 天后会自然消失。此时，一个热水袋就能很好地帮助产妇缓解腹部的疼痛，并促进恶露早日排出。

护理伤口

会阴切开术虽然是个小手术，但要切开皮肤、皮下脂肪、肌层和黏膜，麻醉过后，伤口会出现疼痛。此时，要保持局部卫生清洁，每次大小便以后要立即清洗，以免污染伤口。

要想减轻会阴伤口疼痛，加速伤口愈合，可以每天使用热光源如台灯照射伤口，可促进局部血液循环，加速伤口愈合。

乳房护理

分娩后半小时就可以让宝宝吸吮乳头，这样可尽早建立催乳和排乳反射，促进乳汁分泌。同时，还有利于子宫收缩。哺乳时间以 5~10 分钟为宜。可以每 1~3 小时哺乳一次，哺乳的时间和频率与宝宝的需求以及胀奶的情况有关。

如果胀奶时间很长，宝宝又吸不出来奶的时候，可以及时用吸奶器吸空乳房，防止奶汁积聚，引发乳房不适或乳腺炎。经常用温热的毛巾热敷乳房，也可以促进乳汁分泌，预防乳腺炎。

注意妈妈的个人卫生

产妇一定要注意个人卫生，应该像平时一样洗脸、洗脚、梳头，饭前便后洗手，喂奶前洗手。只是产后第 1 天，身体比较虚弱，不宜洗澡，但可用温水擦浴。自然分娩第 2 天可洗澡，剖宫产后 1 周可洗澡。产妇的衣着应清洁、舒适，冷暖适宜。夏季注意凉爽，冬季注意保暖。过分"捂"的老习俗是不科学的。

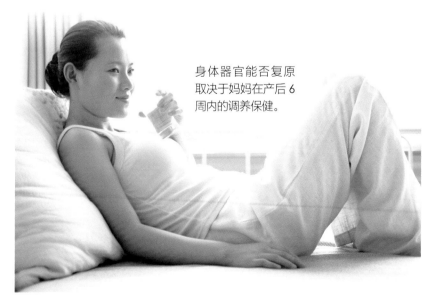

身体器官能否复原取决于妈妈在产后 6 周内的调养保健。

要情绪疏导，不要精神困扰

分娩之后，除了身体上的疼痛以外，是不是还感觉有另外的不舒服？好像丢了什么东西，又好像受了什么委屈，是不是感觉难过又焦虑？

别担心，这只是身体里的雌性激素水平下降引起的暂时反应，顺其自然就好，想睡就睡，想吃就吃，想唠叨就唠叨，想哭就哭会儿。重要的是注意喝水，适当吃些东西，充分休息。

家人要做的

1. 保持安静，尤其是在宝宝或者妈妈睡着时。

2. 必须有人随时陪伴，了解母子的情况并及时满足她们的需要。

3. 尽量让宝宝吮吸妈妈的乳房，这对安抚妈妈和宝宝的情绪也有作用。

4. 尽量不安排亲友看望，环境变化更易引发情绪不稳定。

5. 注意妈妈的情绪反映，尊重她的意愿。即便她有一些不太合理的想法或者做法，也不要妄加批评，更不要拂逆她，而是要协助她、保护她，柔和地建议就行了。

专家经验谈

分娩之后是不会立刻就想睡觉的，精神的高度紧张和身体的余痛会让妈妈继续兴奋几个小时。但是应该控制自己，卧床休息是必需的，同丈夫或母亲轻声地聊聊天，通过回忆，描述分娩过程中的紧张、兴奋和痛苦，是个有效缓解紧张情绪的方法。

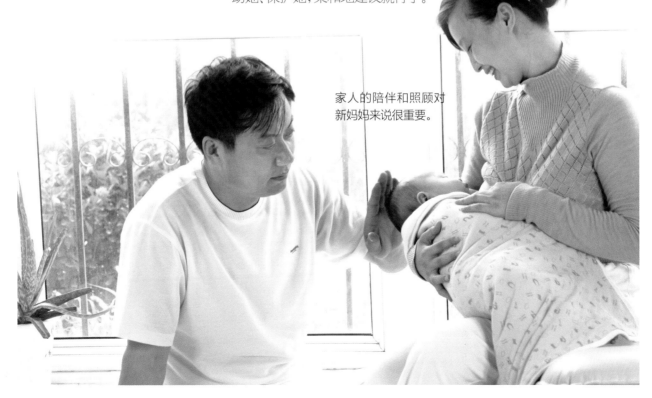

家人的陪伴和照顾对新妈妈来说很重要。

产后调养 分娩后的适当运动

不论是自然生产还是剖宫产，分娩之后适当运动能促进血液循环，有益于身体复原。

产后 7 日运动方案

分娩之后，身体逐日复原，每一天的身体状况都不尽相同，所以根据复原的进度，合理安排每日的运动内容，能最有效地收到锻炼效果。

产后第2天开始（指自然分娩，剖宫产的新妈妈需要咨询医生何时可以开始）

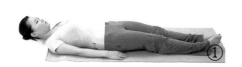

脚踝运动：仰卧，后脚跟贴地板，伸长脚尖，两脚底对碰，弯起两脚底，如图①。

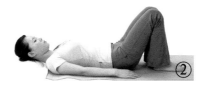

呼吸运动：仰卧，全身放松，膝盖弯曲，用腹肌力量从鼻子深呼吸，以口缓缓吐气，如图②。

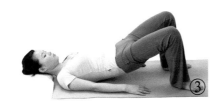

骨盆摇摆：仰卧，稍稍弓起背部，使骨盆腔向上悬起并左右摇摆。可矫正脊柱前弯及下背痛，如图③。

颈部运动：仰卧，四肢伸直，将头向前屈，使下颌贴近胸部，再将头慢慢放下，如图④。

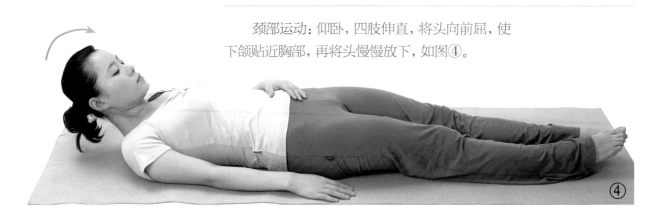

产后第3天开始

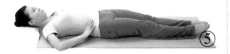

胸部运动：仰卧，身体及腿伸直，慢吸气，扩大胸部，收下腹肌，背部紧压地面，如图⑤，保持一会儿，然后放松，重复5~10次。

目的：帮助胸部肌肉收缩，预防乳房下垂。

产后第5天开始

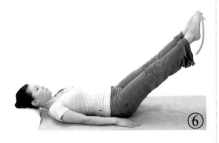

腿部运动：仰卧，轮流抬高双腿与身体成直角，待产后体力稍有恢复时，可同时抬起双腿，如图⑥，重复5~10次。

目的：帮助腿部及会阴部肌肉收缩。

产后第7天开始

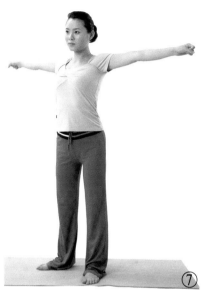

乳房运动：站立，两臂左右平伸，如图⑦，然后上举至两掌相遇，保持手臂伸直，停止数秒后，再回到左右平伸重新开始，每日10次。

目的：帮助胸部肌肉收缩及富有弹性，防止乳房下垂。

凯格尔运动：刚开始练习时，可以仰卧在床上，等到熟练之后，做此运动可以随时随地进行，坐、站或是躺着都可以。身体放松，专注于提肛收缩的动作，如图⑧。特别要注意的是，双腿、双臀、腹肌不能用力；体会骨盆底肌的收缩动作后，将收缩的动作专注在阴道、尿道上，持续重复着一缩一放的频率。每天做骨盆底肌运动1~2次，每次10分钟。

目的：当练习持续6~8周左右时，阴道肌肉会呈现较为紧绷的状态。

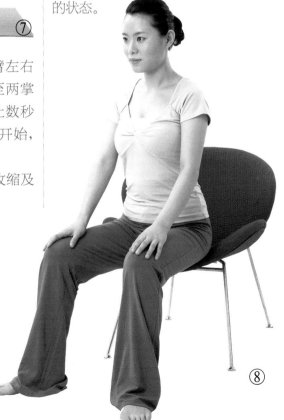

附录：孕晚期常见问题汇总

牙龈出血

症状	处理方法
牙龈出血，特别是在刷牙后更明显	进食后用牙刷、牙线彻底清洁牙齿
	牙龈按摩
	服用维生素

气喘

症状	处理方法
当你用力做事甚至讲话时感到透不过气	尽可能地多休息
	如果感到透不过气，附近没有椅子，就试着蹲伏
	夜晚多加一个枕头，如果气喘严重应去就诊

胃灼痛

症状	处理方法
在胸部中央有强烈的烧灼性疼痛	避免吃大量谷类、豆类、有很多调味料的食物或油煎的食物
	晚上饮一杯温热的牛奶，多用一个软垫把头垫高
	在医生指导下服用治疗胃酸过多的药物

尿频

症状	处理方法
常常要小便	如果夜间要经常起来去厕所，则在睡前2小时内少喝水
	若感觉排尿疼痛，可能有感染，要就诊

便秘

症状	处理方法
排出硬而干的大便，次数较平时少	常吃富含膳食纤维的食物并增加饮水量。每当你有便意时即去厕所
	经常运动
	医生开的任何铁剂药物，应饭后服用并多喝水
	如持续便秘要去就诊，不要乱服泻药

漏尿

症状	处理方法
每当奔跑、咳嗽、打喷嚏或者大笑时，会有尿液漏出	及时排掉小便
	经常进行骨盆底肌肉的锻炼（提缩肛周肌肉）
	防止便秘和避免提重物

痔疮

症状	处理方法
发痒、疼痛以及排便时会出血	防止便秘
	不要长时间坐着工作
	使用外用膏剂或栓剂

出汗

症状	处理方法
稍用力气后就出汗，或者夜间醒来感觉热并且出汗	穿宽松的棉质衣服
	多饮水
	夜间开窗，保持房间空气流通，温度适宜

续表

痛性痉挛

症状	处理方法
常发生在夜间。一般是小腿肚和脚部肌肉发生痛性收缩	按摩发生痉挛的小腿肚或足部
	为了改善血液循环，可以走一走，活动一下，若疼痛减轻可多走一会儿
	如果是缺钙引起的，服用钙片及维生素D

皮疹

症状	处理方法
红色皮疹常发生在乳房下或腹股沟处被汗湿透的皮肤褶皱内	经常冲洗或擦拭患处并使之干燥
	用痱子水、皮炎平减轻皮肤的不适
	戴合适的胸罩托起乳房，穿宽大的棉质衣服

静脉曲张

症状	处理方法
两腿疼痛，小腿及大腿的静脉疼痛并且肿胀	经常把脚抬高休息
	站立时间不要太长

妊娠纹

症状	处理方法
皮肤过度绷紧以致超过了它正常的弹性，形成妊娠纹	应避免体重增加太快
	含保湿剂的橄榄油有缓解作用
	很少完全消失，只是颜色变浅成为细的、有银色光泽的条纹

阴道分泌物

症状	处理方法
清澈或黄色分泌物较平时多，没有瘙痒、疼痛或异味	避免使用阴道除臭剂以及有香料的肥皂
	用淡色的卫生垫及卫生纸
	如感到痒、疼痛或分泌物有颜色、有异味就去就诊

腰背及腿部酸痛

症状	处理方法
腰部、背部或小腿的酸胀性钝痛，一般下午或晚上症状会加重	给脚保暖
	每天局部热敷半小时（用热毛巾、热水袋都可以）
	日常举止注意姿势，避免受伤
	享受按摩
	适度的锻炼和放松

失眠

症状	处理方法
入睡很费事，醒来以后就难再睡。有些孕妇会围绕着分娩或胎儿做很可怕的梦	看书、松弛地运动一会儿或睡觉前洗个温水浴都有助于睡眠
	尝试一下多加一个枕头，侧卧睡时把枕头夹在大腿的中间
	睡前喝一杯牛奶

如果有下列症状应立即请求急症治疗。
- 不能消除的严重头痛。
- 视力模糊。
- 严重而持续的胃痛。
- 阴道出血，或有液体流出。
- 排尿频繁、疼痛。
- 持续腹痛。

图书在版编目（CIP）数据

孕产妈妈保健全书 / 刘志茹主编 .—南京：江苏科学技术出版社，2012.9
（汉竹·亲亲乐读系列）
ISBN 978－7－5345－9619－3

Ⅰ.①孕… Ⅱ.①刘… Ⅲ.①孕妇－妇幼保健－基本知识②产妇－妇幼保健－基本知识 Ⅳ.① R715.3

中国版本图书馆 CIP 数据核字 (2012) 第144690号

凤凰汉竹
阳光一样的生活书

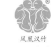

凤凰汉竹
2011年度
中国民营书业实力品牌

2010年度
中国生活图书出版商

孕产妈妈保健全书

主　　　编	刘志茹
编　　　著	汉竹
责 任 编 辑	杜 辛　刘玉锋
特 邀 编 辑	赵美蓉　孙 静　姚 远
责 任 校 对	郝慧华
责 任 监 制	曹叶平　方 晨

出 版 发 行	凤凰出版传媒集团
	凤凰出版传媒股份有限公司
	江苏科学技术出版社
集 团 地 址	南京市湖南路1号A楼，邮编：210009
集 团 网 址	http://www.ppm.cn
出版社地址	南京市湖南路1号A楼，邮编：210009
出版社网址	http://www.pspress.cn
经　　　销	凤凰出版传媒股份有限公司
印　　　刷	南京精艺印刷有限公司

开　　　本	715mm×868mm　1/12
印　　　张	16
字　　　数	100千字
版　　　次	2012年9月第1版
印　　　次	2012年9月第1次印刷

标 准 书 号	ISBN 978－7－5345－9619－3
定　　　价	39.80元（附赠产后恢复操挂图）

图书如有印装质量问题，可向我社出版科调换。